우리가 몰랐던

동의부항의 놀라운 기적

피가 맑아야 **건강**하고 **병**이 없다

기준성 지음

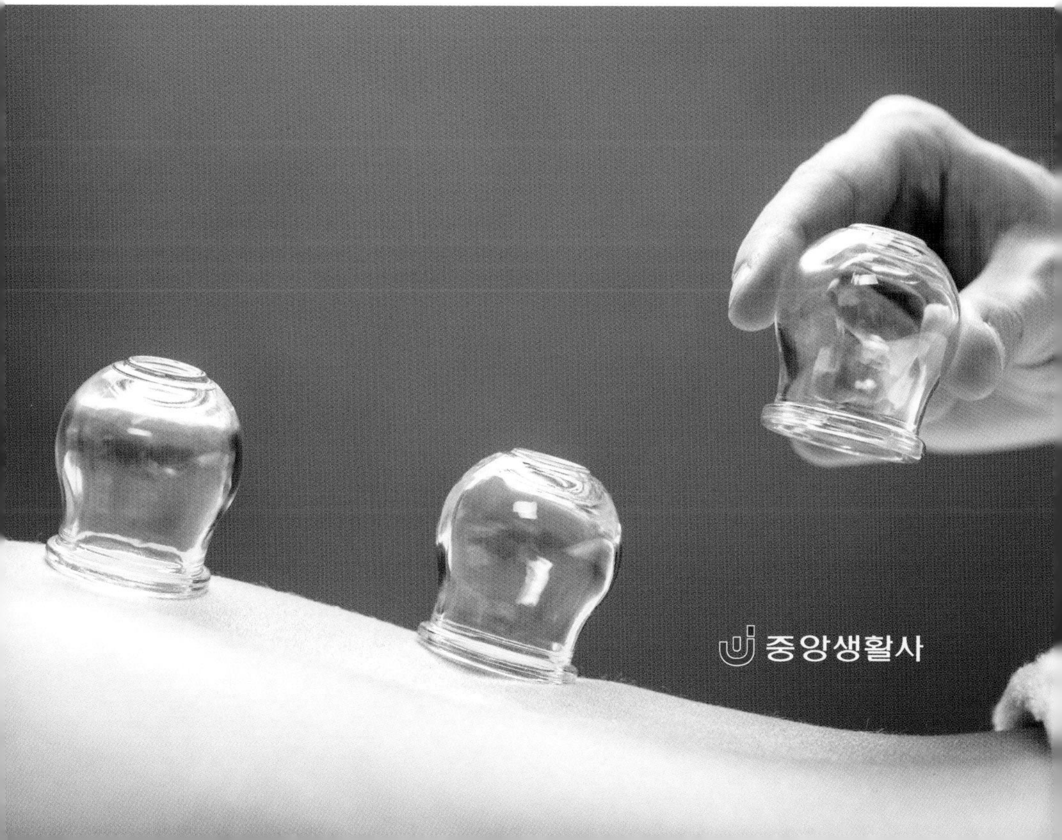

국내 최고 자연요법 권위자
부항요법 일인자 기준성 회장

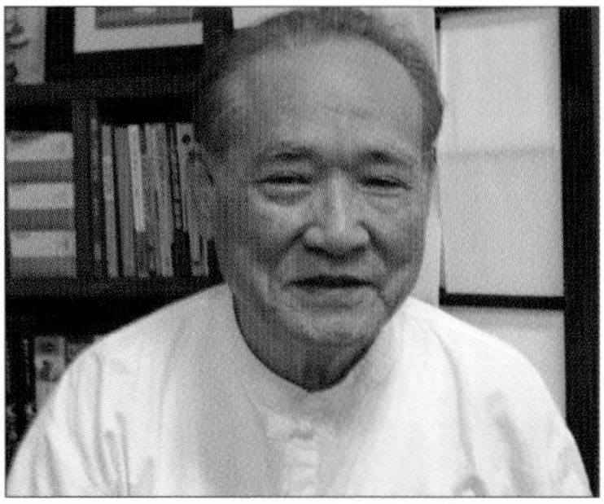

백우산인(白牛山人) 기준성 회장

자연식동호회 회장
한국자연식협회 회장
동의부항학회 회장
네거티브 요법 창안자

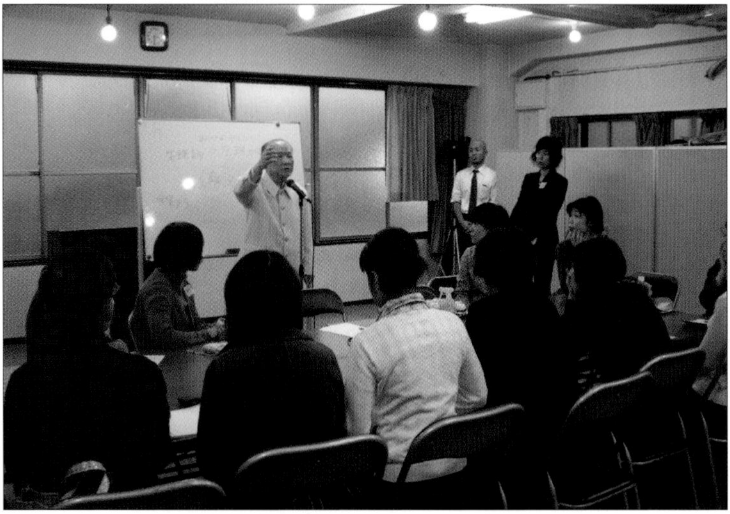

일본 마크로비오틱(正食) CI협회 초청 부항 실습 강좌

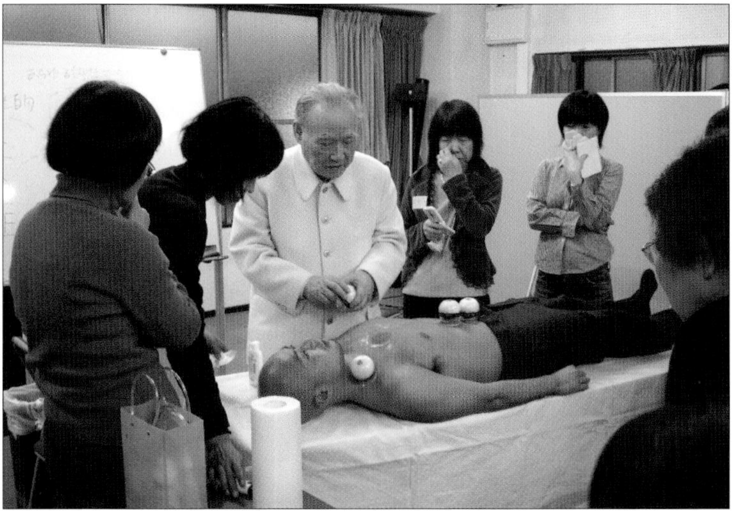

부항 실기 장면

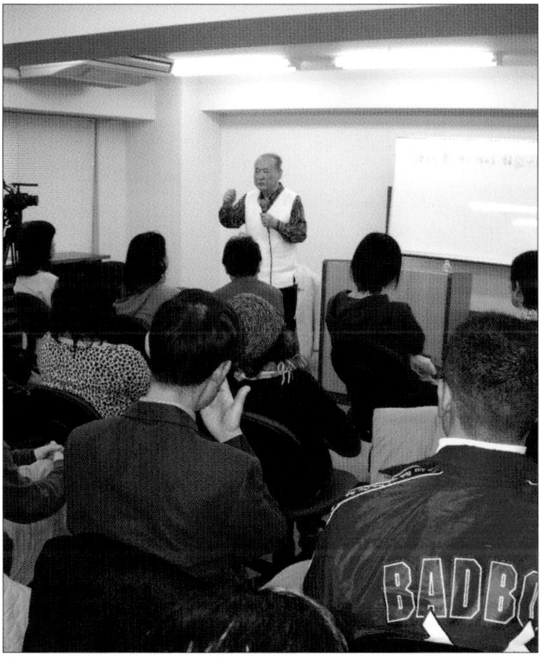

3시간 강연 뒤 질의응답하는 기준성 회장

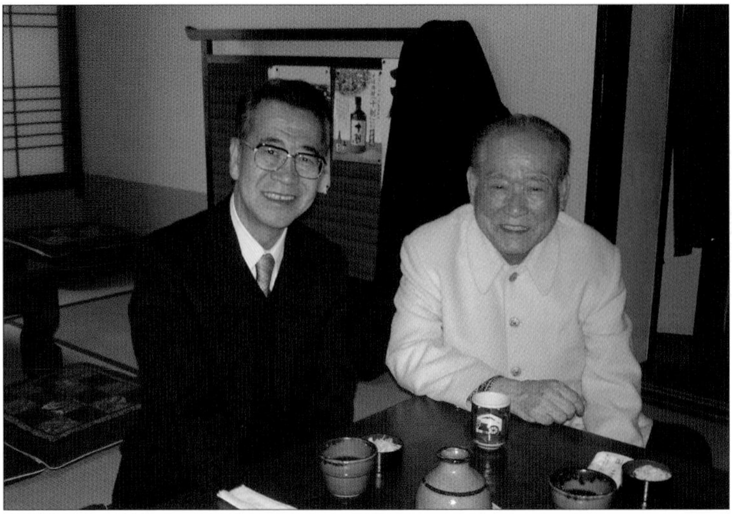

아보 도오루(安保徹) 교수와 저자 대담에서

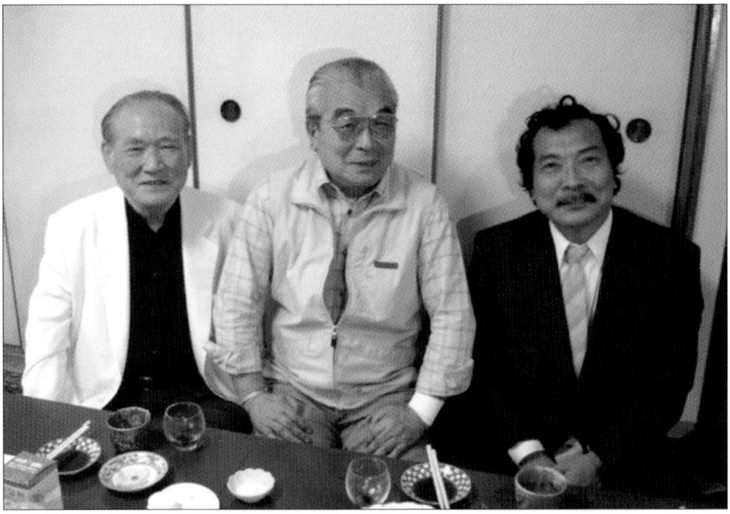

왼쪽부터 기준성 회장, 모리시타(森下敬一) 박사, 후나세(船瀨俊介) 씨(세계적인 의학 평론가, 《항암제로 살해당하다》 (전3권) 시리즈의 저자)

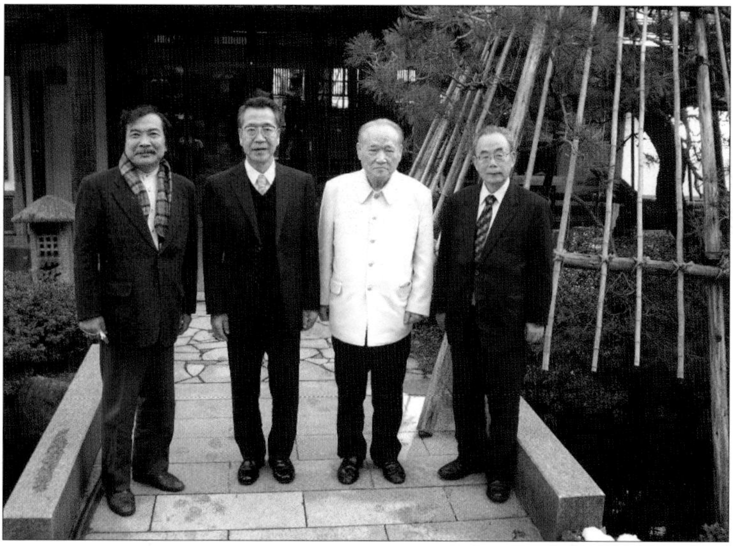

일본 유자와(湯澤)온천에서. 왼쪽부터 후나세 의학평론가, 아보 교수, 기준성 회장, 주최 출판사 히라타(平田) 사장

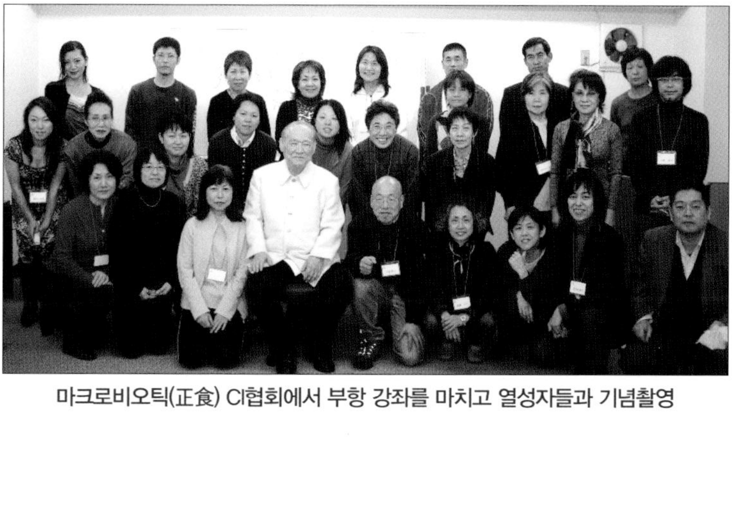

마크로비오틱(正食) CI협회에서 부항 강좌를 마치고 열성자들과 기념촬영

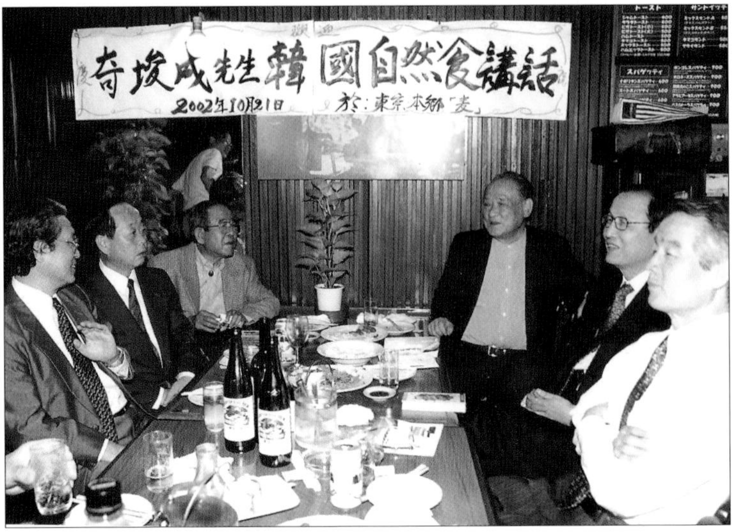

일본 도쿄(東京) 살롱에서 열린 자연식 부항 설명 좌담회

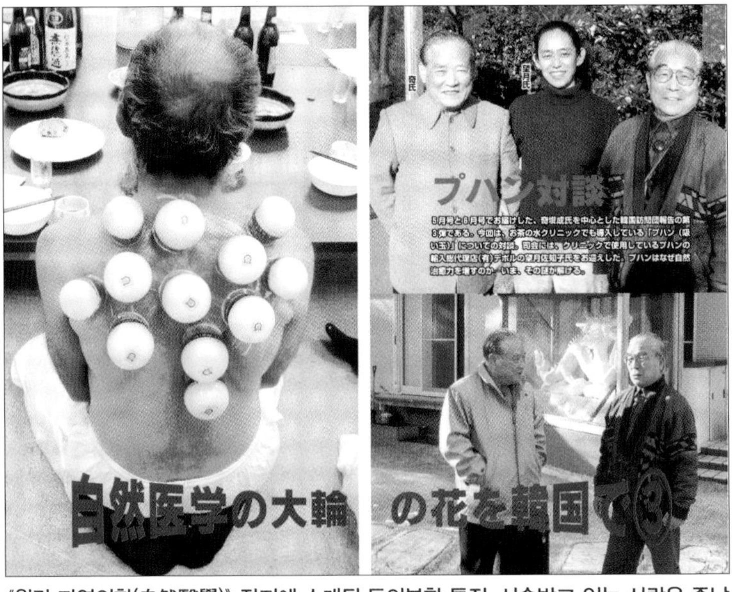

《월간 자연의학(自然醫學)》 잡지에 소개된 동의부항 특집. 시술받고 있는 사람은 중남미에서 활동하는 슈퍼닥터 아톰(Atom) 이노우에 마코토

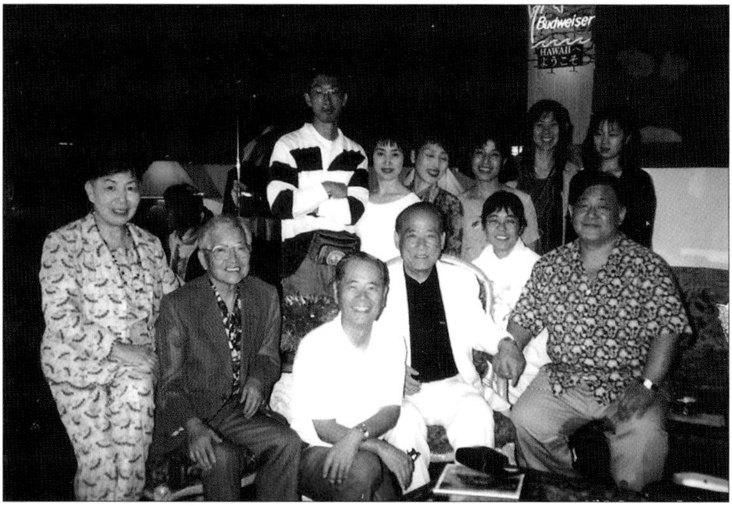

하와이에서 있었던 일본 유명작가 진순신(陳舜臣) 씨 반신불수 쾌유기념 파티에서

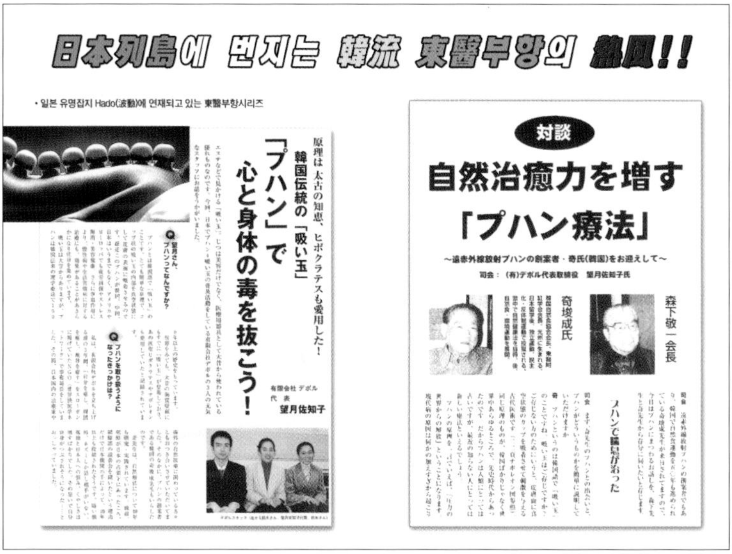

일본 잡지에 소개된 부항 특집

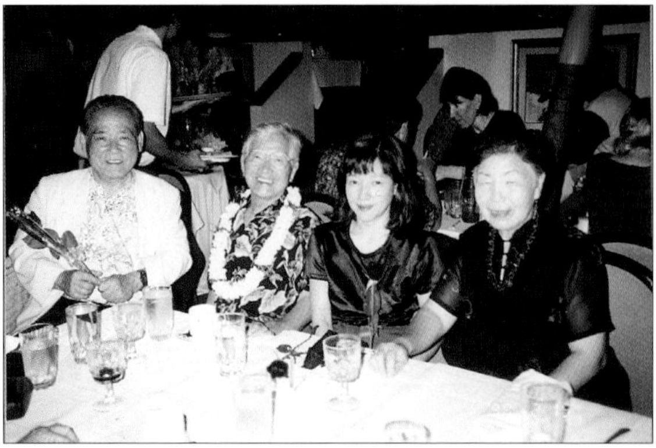

일본 유명작가 진순신(陳舜臣) 씨 반신불수 쾌유기념 파티에서 진순신 씨 가족과 함께

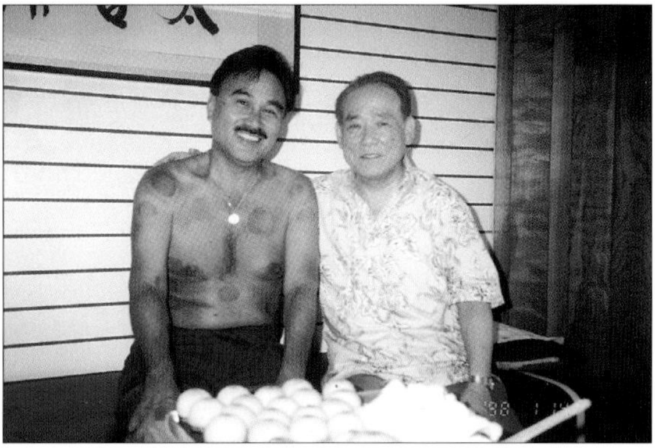

전 하와이 호놀룰루 경찰국장 나카무라(Nakamura) 씨와 함께(나카무라 씨가 앓던 근위축증은 부항 치료 한 달 만에 좋아졌다)

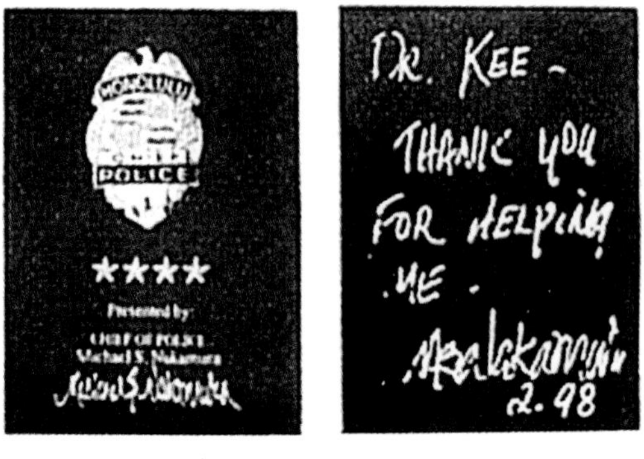

나카무라 전 하와이 호놀룰루 경찰국장이 준 감사패

우리가 몰랐던

동의부항의 놀라운 기적

우리가 몰랐던 동의부항의 놀라운 기적

피가 맑아야 건강하고 병이 없다

기준성 지음

東醫
附缸

중앙생활사

프롤로그

부항은 인류가 처음 발견한 고대의술로, 선사시대부터 지구촌 도처에서 널리 애용해온 자연요법(自然療法)이다. 한방고전인 《황제내경(黃帝內經)》〈소문편(素問篇)〉에 보면 "동쪽에 사는 주민들은 삼면이 바다여서 어염(魚鹽)을 상식(常食)하다 피부질환이 생기면 환부(患部)를 돌촉으로 터뜨려 사기(邪氣)를 뽑아냈는데, 이것이 중원(中原)으로 전래되었다"라는 전거(典據)가 있어 부항의 최초 발상지가 한반도임을 시사하고 있다.

태초에 사람들은 상처가 나면 입으로 환부를 호호 불어주거나, 돌멩이를 불에 달궈 온열(溫熱)을 쬐어주거나, 대나무통이나 물소뿔로 빨아내는 부항법을 이용했는데, 부항은 약초나 침, 뜸보다도 선행된 원초의술(原初醫術)로 '의(醫)'라는 글자가 바로 부항을 뜻한다.

서양에서도 의학의 원조(元祖)로 알려진 히포크라테스가 가장 애용한 물리요법이 부항이었음을 나타내는 기록이 그리스 아테네 신전의 부조도(浮彫圖)에 남아 있다.

막힌 곳을 뚫어주고 독소를 제거하며 혈액순환을 잘되게 하는 부항의 원리가 마치 자유를 잃은 사람이 억압에서 풀려날 때 느끼는 황홀한 해방감 같다고 나의 파란 많은 인생역정에 비유해 말했더니 일본의 모치스키(望月) 사장을 비롯한 젊은 벗들이 그 말이 매우 감동적이라면서 부항을 온갖 시련 속에서 터득한 한국 민중의 해방의학(解放醫學)으로 대중에게 보급하면 좋겠다고 해 서로 공감대가 생겼다.

그러한 취지가 라틴아메리카의 민중운동가에게도 알려져 그쪽의 해방신학(解放神學)과 더불어 전설적인 슈퍼닥터 아톰(Atom, 본명 이노우에 마코토(井上眞))의 바이오헬스운동에 해방의학으로 접목되기도 했다.

나는 젊은 시절 해방 전후의 격동기에 대단한 애국심의 발로가 아니었지만 그저 불의와는 타협하지 않는 성격 탓에 일제에게는 불령선인(不逞鮮人)이라는 사상범으로 낙인찍혀 핍박을 받았고, 해방 후에는 민주화 반체제운동 정치범으로 11년간 옥중생활을 하였다. 그리하여 8.15해방, 한국전쟁, 4.19혁명, 그 후 5.16군사쿠데타에 의한 군사독재정권의 횡포 등 가열(苛烈)한 역사의 현장을 옥중과 음지에서 체험하고 지켜보는 산증인이 되었다.

일제강점기의 온갖 압제의 굴레에서 벗어난 8.15해방의 감동과 힘없는 민초(民草)들이 궐기해서 부패권력을 타도한 4.19혁명의 감격 등은 실로 엄청난 감정의 소용돌이였다. 모든 사람이 서로 얼싸안고 하나된 일체감, 동질감 속에서 무서운 새 역사의 동력이 발동된 순간이었다. 자유를 박탈당하고 억압당해 보지 않은 사람은 자유가 얼마나 값진 것인지 모른다. 온갖 마음의 응어리가 말끔히 씻겨 나가는 카타르시스의 쾌감을 모른다.

한국 사람은 옛날부터 한번 신이 나면 무슨 일이고 해낼 수 있는 무서운 저력을 갖고 있다. 그러한 해방의 감격 속에서 우리 민족은 온갖 시련을 극복하여 근대화를 완성했다.

근대화를 이루는 데 영국은 산업혁명 후 300년이 걸렸고 일본은 메이지유신 후 150년이 걸렸지만, 우리는 한국전쟁 후 전 국토가 잿더미가 된 폐허 위의 최빈국에서 불과 50년 만에 세계 10위권의 경제 기적을 일궈냈다. 앞으로 있을 남북통일이라는 또 한 번의 엄청난 해방의 감격을 맞게 되면 지금은 낙후하고 피폐한 북한 경제도 통일된 민족의 저력에 의하여 15년이면 능히 선진국 대열에 진입할 것으로 예상한다.

부항은 모든 생리적 억압에서 해방된다는 점에서, 건강상 막힌 것을 뚫어주고 신진대사를 활성화해 생명에 내재하는 치유력에 점화한다는 점에서 해방의 원리와 똑같다. 따라서 부항은 한민족의 오랜 시련의 역사 속에서 얻은 진주처럼 찬란한 보물이다.

백우산인(白牛山人) 기준성 씀

◂ 차례 ▸

4장 네거티브 요법을 추천하신 분들

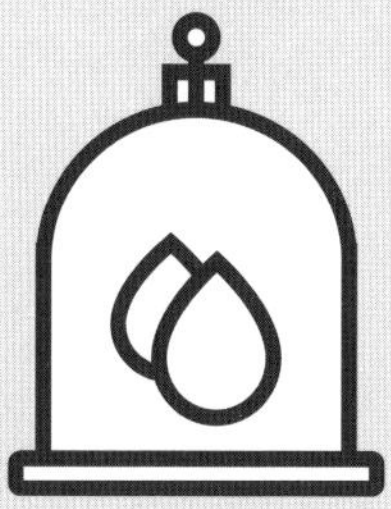

1장

일본 열도에 한류 동의부항 열풍

기 선생님께 드리는 편지

한국에서 가장 큰 명절인 설날, 새로운 해를 맞이하여 진심으로 축하드립니다.

기 선생님께서는 아무 잘못도 없이 감옥에 갇혀 있을 때 무엇을 느끼셨을까? 그것을 조금이라도 이해하고자 신정휴가 때 영화 〈빠삐용〉을 다시 보았습니다. 기 선생님은 영화와 같이 독방에서 고독과 싸우시고, 가혹한 상황에서 끝까지 살아남으셨습니다. 그러한 처지에 계시면서도 선생님은 고독과 증오를 초월하여, 각기 사람이 갖는 내재적인 생명의 힘을 부항으로 끌어내 그 힘에 의한 연대를 믿었다는 사실에 저는 놀랍고 그저 감동할 따름입니다.

생각건대 2년 전 제가 부항을 일본에 보급하기로 생각한 것은 기 선생님의 생각에 공감했기 때문입니다. 필연코 저는 일본에 선생님이 말씀하신 억압상태에서의 해방이라는 네거티브 요법의 민중해방원리의 부항문화를 전달해 보이겠습니다.

부항을 사용함으로써 손님이 자기들의 몸속에 있는 생명의 힘을 깨달을 수 있는 계기로 삼을 수 있도록 부항의 좋은 점을 전달하려고 계속 노력하겠습니다.

기 선생님께서도 더욱 건승하실 것으로 여기오나, 아무쪼록 자중자애(自重自愛)하시면서 저희 후배들을 끝까지 잘 지도해주시기 바랍니다.

Depol 사장 모치스키 사치코(望月佐知子) 올림

자유를 갈망하고 해방을 바라는 사람의 마음을 읽을 수 있는 영화 〈빠삐용〉은 부항에 자유와 평화에 대한 집념을 거는 기 선생님의 정열의 근본을 알기 위해서 또는 시련을 극복하는 과정에서 겪은 외로운 투쟁을 헤아려보기 위해서 꼭 볼 필요가 있는 영화다. 스티브 매퀸이 몇 번이고 탈옥을 시도하다 독방에 처넣어지고 고문을 당하면서 고독과 기아로 죽을 뻔 하지만 마침내 감옥에서 탈출하는 데 성공한 감동작으로, 빠삐용의 원뜻은 훨훨 나는 나비다.

모든 것을 용서하기로 결단한 사람

기준성 선생을 존경하는 일본의 젊은 벗이 자신의 저서 《그린셀프케어》라는 책에 소개한 문장이 매우 감동적이어서 다음에 전재합니다.

일본NPO법인 세계괘의학 네트워크 대표이사 하시모토 토시히코(橋本俊彦),
아사코(雅子) 부부 공저

1926년 한국 광주(光州)에서 태어난 기 선생은 일본의 한반도 지배, 태평양전쟁, 한국전쟁으로 이어진 한민족의 암울한 시대에 젊은 시절을 보내셨습니다.

기 선생은 항일운동과 자유민주화운동에 투신하여 몇 번 투옥생활을 했는데, 그것도 국사범(國事犯)으로 독방에 감금되어 통산 11년 동안 옥중에서 고독한 수형(受刑)생활을 하셨다고 합니다.

그때 생쥐 한 마리와 벗이 되어 큰 위안을 얻었다고 합니다.

어느 날 밤, 감방 마루 밑에서 찍찍거리는 소리가 나기에 유심히 귀를 기울였더니 생쥐 한 마리가 돌아다니는 것 같아 마룻바닥을 쿵쿵 치니까 한참 뒤 다시 찍찍거리는 소리가 났습니다.

모든 대화가 단절된 절벽 같은 극한상황에서 살아 숨 쉬는 작은 생명과의 만남이 그렇게도 반갑고 그리울 수 없었습니다.

그 뒤 밤마다 생쥐의 내방(來訪)을 기다리는 것이 유일한 낙이 되어 감옥에서 주는 콩밥덩이를 남겨두었다가 마루 밑으로 넣어주니 생쥐도 거기에 호응하여 밤이면 어김없이 찾아왔는데, 어쩌다 안 오기라도 하면 친구를 잃은 것 같은 외로운 마음에 견딜 수 없고 혹시 나쁜 고양이에게 당하지 않았는지 걱정되어 살아 숨 쉬는 작은 생물이 그렇게도 소중하고 눈부시게 느껴졌다고 합니다.

"생쥐야, 나는 자유가 없는 몸이지만 너만은 자유롭게 오래오래 살아서 새끼를 많이 낳아 나의 억울한 사정을 세상에 전해다오."

또 한 번은 독방 철창의 썩은 나무 창틀 사이에 새가 물어왔는지 수박씨 하나가 떨어져 빗물을 머금어 싹이 텄는데, 꽃이 피어 벌, 나비가 날아들더니 어느새 어린이 주먹만한 수박이 열렸답니다.

아무도 가꾸는 사람 없는 척박한 틈새에서도 생명의 씨앗이 움트고 탄생하는 드라마를 보면서 생명은 홀로 있는 것이 아니라 큰 뿌리에 이어져 더불어 존재한다는 것을 느끼고 큰 감동을 받았다고 합니다. 마치 우주의 머나먼 곳에서 생명의 소중함을 알려주는 메시지 같은 외경심을 느꼈답니다.

일체의 대화나 교감이 막힌 독방이라는 극한상황에서는 함께 숨 쉬는 다른 생명의 호응 없이는 자기가 살아 있는지, 무생물인지 확인할 수 없는 단절된 생각을 하게 되지요.

그 후 오랜 옥중생활에서 풀려나 자유로운 몸이 되어 집에 돌아왔을 때 불효자를 기다리던 어머니는 마음속 응어리가 위암이 되어 돌아가신 뒤였습니다.

온갖 박해를 받고 광란의 혼란기를 겪으면서 여러 번 죽을 고비를 넘길 때마다 위기의 순간에 이상하게도 간발의 차이여서 눈에 보이지 않는 수호신이 감싸주기라도 하듯 죽음을 모면한 적이 한두 번이 아니었다고 합니다.

그런데 그 까닭이 감옥에 갇혀 있는 동안, 또 거기서 한국전쟁을 맞아 수감자를 마구 죽이는 와중에서 행방불명이 된 3년 동안 모친이 하루도 빠짐없이 엄동설한에도 목욕재계하고 정화수를 떠놓고 자식의 무사귀환을 신불(神佛)께 정성으로 비는 천일기도를 한 덕택이라는 것을 고향 사람들이 알려줘서 알았답니다.

어머님 영전(靈前)에 엎드려 눈물을 흘리면서 이제까지 험난했던 인생이 오직 조국의 해방과 독립을 위한 것이라는 일념으로 살아왔지만 투쟁으로만 점철(點綴)된 생애가 너무도 괴롭고 처절하며 잘못된 것임을 반성했지요. 권력의 피해자로서 오로지 세상을 바로잡아 보겠다는 그간의 외곬 집념이 오직 불의한 사회권위에 대한 분노와 증오의 화신처럼 바뀌어 자신이 너무도 초라한 사람으로 생각되었답니다.

악독한 가해자도 자신이 저지르는 일이 인간성에 위배된, 얼마나 잘못된 것인지 모르는 불쌍한 인생인 것처럼 설사 상황이 역전되어 악독한 가해자를 응징할 날이 온다 해도 나도 가해자와 같은 사람으로서 보복의 악순환이 되풀이될 것이고 그 숙업(宿業)의 굴레에서 벗어나지 못한다면 진정한 구제는 없는 것 아닌가 하는 생각이 들었답니다.

'내 마음속에 있는 분노와 증오의 카르마(業)를 과감히 끊어버리고 모든 것을 용서하자. 어떤 대의명분이 있다 하더라도 내 자신이 증오의 철학에서 벗어나지 못하면 사태를 해결할 실마리가 있을 수 없고 자신이 괴롭고 추해질 뿐이다.'

그러한 결단에서 모든 것을 용서하기로 마음먹으니 그때까지 험상스러웠던 인상도 누그러져 온화한 모습이 되고 남을 이해하려는 자세를 갖게 되어 미소 짓는 표정으로 돌아왔답니다. 그렇게 하여 모든 죄 많은 자들을 용서함으로써 우선 내가 용서받아 구제되었고, 나쁜 숙업의 사슬을 끊고 해방되니 그 후부터 모든 것이 순조롭고 새로운 역사가 시작되었답니다.

현대병은 모두 마음의 병에서 시작되고, 과식, 과로, 과보호, 환경오염 등 절제 없는 생활이 그 원인이 됩니다. 모든 것이 풍요롭고 과보호 속에 있는 사람은 영성(靈性)이 떨어지고, 역경을 극복한 사람만이 남을 이해하고 용서할 수 있는 진정한 박애정신(博愛精神)을 갖게 됩니다.

자연건강법이나 자연식을 제안하려는 사람은 우리 몸 안의 자연치유력을 활성화시켜 모든 사람이 서로 연대하여 인류 전체, 나아가서 지구 전체의 환경과 조화를 이루기 위해 힘을 합쳐 나아가야 한다는 기 선생님 말씀을 회상하면서 부항을 대할 때마다 선생님을 그리워하며 감사하는 마음을 느낍니다.

모치스키 사장의 포부

일본에서 동의부항 보급에 앞장서고 있는 Depol 모치스키 사치코 사장의 체험과 포부를 적은 글입니다.

안녕하세요!

일본에서 동의부항을 보급하고 있는 Depol 사장 모치스키 사치코(望月佐知子)입니다. '부항'을 알고 계십니까? 아마 '부항'이라는 말을 들어본 적이 없을 거라 생각합니다. 그러나 관심 있는 여성이나 격투기를 좋아하는 분이면 컵으로 피부를 흡인(吸引)하는 부항에 관해서 아시는 분이 계실 것입니다. 일본에서는 '스이타마(吸玉)'라는 이름으로 불립니다.

'부항'은 한국말인데 할리우드 여배우 귀네스 팰트로 같은 사람이 해서 화제가 되었습니다. 귀네스 팰트로는 놀랍게도 부항으로 몸에 남는 반점을 훈장처럼 보여주면서 군중 앞에 나타나 그 모습이 주간잡지 등에 게재되기도 했습니다.

이 건강법은 다른 건강법처럼 단순한 유행이 아닙니다. 부항은 온 세계 기록에 남아 있는 것만으로도 동서양을 막론하고 실로 2,500년 동안 사람들에게 익숙한 고대의술에 속합니다(나폴레옹과 히포크라테스도 부항 애호가였다고 합니다). 부항은 근육 결림을 풀어주고 혈행(血行)을 회복시킵니다. 그 효과는 다른 방법으로는 생각할 수 없을 만큼 즉효성(卽效性)이 있습니다.

제가 취급하는 '동의부항 바이오 컵'은 한국에서 만듭니다. 제가 이 일에 인생을 걸게 된 이야기가 하나 있습니다. 그것은 바로 기준성 선생님 이야기입니다.

기 선생님은 한국인입니다. 아시다시피 일본은 한국을 침략하여 지배한 역사가 있습니다. 그래서 기(奇) 청년의 젊은 시절은 평탄하지 못했습니다.

선생님은 일제강점기 때 18세의 나이로 일본 경찰에 체포되었습니다. 선생님은 한국인은 한국말을 해야 한다고 믿었습니다. 이유는 '모국어(母國語)를 말하는 일은 자연스러운 것'이었기 때문입니다. 그는 일제가 내린 '전원 일본어를 사용하라'는 명령을 어기고 비밀리에 독서회를 조직했습니다.

일본 정부는 반항적인 누군가를 규탄해야 할 필요가 있었고 불행히도 기 선생님이 선택되었던 것입니다. 그래서 일제 고등경찰에 붙잡혀가 불령선인(不逞鮮人)으로 갖은 고문을 당하며 6개월 동안 구금되었고, 일제가 물러간 다음 해방된 신생 한국에서도 외세와 친일파들이 득세한 폭압정권 아래에서 수난의 인생역정은 계속 이어졌습니다.

해방된 조국에서는 군사독재 정권하에서 민주화 반체제운동의 대가로 총 11년 동안 국사범으로 감옥에서 보냈습니다. 그 기간 중 7년은 독방에 있었습니다. 선생님은 그 당시를 이렇게 회상했습니다.

"내가 겪은 감옥생활은 스티브 매퀸의 영화 〈빠삐용〉으로 가장 잘 설명된다고 생각해요. 7년이라는 긴 세월 동안 내 친구라고는 내게도 모자랐던 식사를 나누어주던 작은 쥐 한 마리밖에 없었어요. 감옥에서 나의 인간성은 노여움과 고독감으로 거의 붕괴되고 있었지요. 제일 괴로웠던 것은 '자기 안에 있는 노여움'이지요. 그 이유는, 나는 그렇게 노하기 위해서 태어난 것이 아니라는 것을 마음 깊은 곳에서 알고 있었기 때문이지요."

기 선생님은 그때 심경을 다음과 같이 말씀하셨습니다.

"어느 날 나는 평상시대로 철창을 통해서 밖을 내다보고 있었는데 누가 버렸는지 철창의 창틀 사이에 낀 수박씨 하나가 빗물을 머금어 싹이 트고 저절로 자라서 어느 누구도 가꾸는 일손 없이 자신의 내부 힘으로만 어린이 주먹만한 수박이 열려 있는 생명의 드라마를 볼 수 있었습니다.

나는 그것을 보고 이 지구상의 모든 생명체는 서로 연계가 되어 있다는 것을, 우주가 나에게 소중한 생명의 메시지를 보내고 있다는 것을 깨달았습니다. 그렇게 생각하니까 내 노여움은 점점 작은 것으로 생각되고 쓸모없는 것으로 되었습니다. 그래서 나는 이젠 '노여움'에 대해서 전혀 생각할 필요가 없어졌습니다. 내 인생은 그 순간부터 바뀌고 나는 인간이 가지고 있는 '자연치유력에 의한' 내부의 힘을 길러낼 무엇인가를 하고 싶어졌습니다.

온갖 막힌 것을 뚫어주고 억압과 구속에서 신체의 생리적인 해방을 맛보게 하는 부항의 원리는 마치 옥중에서 풀려나 자유를 되찾을 때 느끼는 환희에 찬 해방의 순간과 똑같다는 것을 깨닫게 되었습니다. 감옥에서 해방되어 자유의 몸이 되었을 때 나는 수박이 열렸듯이 내부의 힘을 기르듯 세계 평화에 공헌하기 위해서 무엇을 할 수 있을지 계속 탐색했습니다. 내가 어려서 천식으로 고생할 때 부항으로 고쳐준 노인이 생각났습니다. 부항을 체험한다는 것은 바로 생명이 자유를 갈구하다가 해방을 맞는 것과 똑같은 것입니다.

그때부터 사십 몇 년이 지난 지금 나는 부항을 보급함으로써 인류가 지닌 치유력을 활성화하여 그것으로 지구상에 연계되어 있는 모든 생명을 좋은 방향으로 인도하는 데에 도움이 되게 할 수 있다고 강하게 믿게 되었습니다."

이 이야기는 제가 기 선생님을 처음 뵈었을 때 들었습니다. 저는 그분의 지혜와 인격에서 대단한 감명을 받았고 그분이 개발한 '동의부항'의 부항을 일본 열도의 가정마다 애용할 수 있도록 보급하는 사업을 하기로 마음먹었습니다.

내 목표는 부항의 복음을 널리 세계에 펼치는 것

세계쾌의학(世界快醫學) 네트워크 사무국장으로 재직하던 1999년 여름, 저는 쾌의학 오마쓰리(전국축제)에 한국의 기준성 선생님을 초청하여 한국 전통 민중의술인 부항 강의를 듣고 체험실습을 했습니다.

척추측만증으로 고생하는 제가 모델이 되어 부항 시술을 받았는데 즉석에서 휜 척추가 교정 치유되는 기적 같은 효과를 체험했습니다. 침구사(鍼灸師)로서 평소에 자연요법에 정통함을 자부하면서도 제 자신의 측만증은 치료하지 못해 고민하고 있었는데, 그날의 체험은 저에게는 하나의 사건이고 신선한 충격이었습니다.

한국 전래의 고대의술에 매료되어 이를 일본에 보급하면 난치병 환우를 위해 얼마나 좋을까 하는 생각이 들어 거기에 인생을 한번 걸어보기로 했습니다. 그때까지 사회단체 임원으로 비영리적인 봉사활동만 해온 나로서는 비즈니스를 해본 경험이 없었기 때문에 뜻을 세웠다 해도 모든 것이 막연하고 어려웠습니다.

우선 부항의 효험에 대한 입소문을 내면서 사업주체로서 유한회사 Depol를 설립하여 인터넷에 정보를 띄웠더니 주문이 들어

오고 문의가 오는 등 반응이 상당했습니다. 그중에는 한국의 부항업체에서 거래조건에 관해 문의가 오고 파격적인 조건으로 염가(廉價)에 공급하겠다는 제의도 있었습니다.

그래서 자세한 내용을 파악하려고 시장조사를 하다가 놀라운 사실을 알게 되었습니다. 부항은 한국에서 기준성 선생님이 현대화의 창안자로서 책도 많이 쓰고 신문지상에 칼럼도 연재했는데, 특히 KBS TV 〈무엇이든 물어보세요〉 생방송 프로그램에 기준성 선생의 부항건강법이 소개되면서 폭발적인 붐을 일으켜 부항용구가 히트상품으로 수백만 대가 보급되는 과열현상을 빚었습니다.

여기에 편승하려는 부항 제조업체가 수없이 난립하여 값싼 대용품으로 플라스틱 재질의 펌프식이 대량생산되어 쏟아져나와 결국은 투매(投賣) 경쟁으로 모두 손해보고, 부항기는 값싼 것으로 인식되어 이미지만 추락했다고 합니다.

부항기의 원류는 뭐니뭐니해도 경질 유리제품의 화착식(火着式) 부항이라야 피부에 쾌적한 감촉을 주고 온열효과도 있는데, 대용품인 펌프식은 압력이 약하고 아프면서도 모두 폴리스틸렌(PS), 폴리카보네이트(PC), 폴리염화비닐(PVC) 등 환경호르몬이 검출되는 화학수지제품으로, 특히 의료용구로는 부적합하여 지탄의 대상이 되었습니다.

그러한 공해요인인 화학재질의 홍수 속에서 오직 부항의 창안자인 기준성 선생님이 만든 동의부항만이 화착식 부항의 특색을 지니고 있습니다.

그동안 다른 제품과의 차별화를 전제로 입소문과 철저한 체험실습을 통해서 일본 국내에 보급하고 있는데 아직은 느리고 미미하지만 애용한 고객의 반응이 좋아서 입소문을 타고 점차 판매량도 늘어 언젠가는 일본 열도의 모든 가정에 부항의 복음을 전하고 나아가 세계에 전파할 목표를 세우고 있습니다.

다행히 같은 세계쾌의학 멤버로서 라틴아메리카에서 민중의료 시스템의 전설적인 슈퍼닥터로 유명한 아톰(Atom) 선생이 도쿄에서 기준성 선생님을 만나 서로 뜻이 맞아 부항 보급 세계화에 적극 동참하기로 뜻을 같이하고 민중해방의학으로서 바이오헬스운동을 전개해 큰 힘이 되고 있습니다.

아톰 선생의 노력과 집념으로 라틴아메리카 지역 19개국에는 10년 동안 3,600개소의 민중 자연치유의료센터가 설치되어 4만여 명의 자원봉사자가 활약하는데, 그 후원 세력 중에는 가톨릭사회 참여파의 해방신학계가 많아서 해방신학과 더불어 부항에 의한 해방의학이 민중운동의 양날개가 되어 크게 떨치지 않을까 기대합니다.

앞으로 더욱 사명감을 느끼고 국제적인 연대의 폭을 넓혀나가려고 합니다만, 우리 뜻은 단순히 부항기를 가정 의료용구로 보급하는 것이 아니라 기준성 선생님이 한민족의 시련의 수난사 속에서 민주화 투쟁으로 오랜 옥중생활에서 체험하고 터득한 자유를 갈구하고 해방을 염원하는 것이 마치 부항이 육체의 억압에서 막힌 곳을 뚫어주고 몸 안의 독을 제거하여 혈액순환을 좋게 하는 생리적인 해방감과 똑같다는 뜻에서 그러한 민중해방의 정신과 사상을 널리 일깨우는 데 있습니다.

Depol 사장 모치스키 사치코

동의부항과 한일 문화교류

기준성(자연식동호회 회장, 네거티브 요법 창안자)
설악산 심포지엄 특별강연 전문

동의부항과 나의 한일 문화교류

이 글은 '어떻게 하면 해협을 뛰어넘을 것인가'라는 주제로 일본인지학회(日本人智學會), 관서기공협회(關西氣功協會)가 공동주최한 한일간 우의(友誼)를 다지는 설악산 심포지엄(1989년 6월 9일~11일 설악산 정우콘도 대회의실)에서 기준성 회장이 참석자에게 특별강연한 내용을 주최 측에서 녹취하여 일본인지학회 회지 〈성배(聖杯)〉에 전문을 게재한 것이다(〈성배〉 1989년 제5호).

강연에서 감명을 받았다는 참가자 일동을 대표하여 관서기공협회 쓰무라 다카시(津村喬) 회장이 즉석에서 기준성 회장을 그 협회 고문으로 추대할 것을 제의하여 '한살림모임' 같은 생명회복운동을 비롯한 한일간 민간문화교류의 기틀을 잡게 되었다. 그 후 기준성 회장은 매년 한두 번씩 일본에 초청되어 강연, 세미나 등을 하게 되었고, 그 연장선상에서 동의부항이 일본에서 한국 전래의 민중해방의술로 알려져 일본 열도에 상륙, 보급되는 계기가 되었다.

나의 문명관

안녕하십니까? 잘하지는 못합니다만 일본말로 말씀드리겠습니다. 오랫동안 사용하지 않던 일본말이어서 여러분 귀에 거슬리는 점이 있더라도 양해해주시기 바랍니다.

오늘 한국 전래의 자연건강법(自然健康法)에 대해서 말씀드리려고 나왔습니다만 내가 자연식운동, 자연건강법, 자연농법환경운동 등에 오랫동안 관여해왔는데 여기에는 그럴만한 이유와 경위가 있습니다.

그러나 그전에 어제부터 여러분의 한국에 대한 여러 가지 솔직한 감상을 듣고, 그에 대한 내 나름의 느낌이 있어 건강법을 말씀드리기 전에 여러분의 감상에 대해서 내가 느낀 점 또는 역사에 대한 나의 견해랄까 문명에 대한 내 생각을 우선 말씀드리고자 합니다.

최근 세계 각국에서는 뜻밖의 사태들이 터지고 있습니다. 어제만 해도 중국 베이징에서는 천안문 학살 같은 큰 사건이 일어났는데, 지금은 여러 가지 뜻밖의 인재(人災), 천재(天災), 춘사(椿事) 등이 도처에서 발생할 것이 예상되는 매우 어려운 시대라고 생각합니다.

우리는 지금 역사상 가장 큰 변혁의 시대에 살고 있습니다. 나는 여러분과 함께 고속도로를 달리면서 생각해보았습니다. 한국은 지금 동서남북으로 고속도로가 관통하고 있어 방대한 물류량이라든지 많은 사람이 밤낮을 가리지 않고 달리고 있습니다.

한국이 왜 이처럼 눈코 뜰 새 없이 바쁘기만 할까요? 한국은 지금 활기가 넘치는 것은 사실이지만, 마치 무엇에 쫓기는 것처럼 여유가 없는 각박한 인상을 여러분이 받게 되지 않았을까 하고 생각해보았습니다.

지난 100년을 되돌아보면 엄청난 변화가 있어 그전 1,000년 또는 5,000년 이상의 변화가 한꺼번에 있었지 않았나 하는 생각이 듭니다.

세계는 지난 19세기에서 20세기에 걸쳐 모두 큰 변화의 물결 속에 있었지만 특히 한국은 지난 100년 사이에 일본의 침략기간이 약 40년 동안 계속되었고, 또 남북분단 기간이 45년(1989년 현재)이 지나 지금도 이어지고 있습니다.

따라서 과거 5,000년 역사와 비교하더라도 금세기 100년이 더 큰 변화의 소용돌이에 휘말렸다고 나는 생각합니다. 앞으로 다가올 10년 동안 또 어쩌면 지난 100년과 맞먹을 만큼 큰 변화가 있지 않을까 예상하기도 합니다. 무슨 예언 같은 것과는 다르지만 앞으로 10년 사이에 남북통일 문제 또는 민주화, 자유화 등이 더욱 두드러지게 나타나지 않을까 생각합니다.

나는 젊은 시절 우리 민족의 독립과 사회개혁을 위해서 신명(身命)을 바쳤습니다. 개인적으로 파란이 많은 생애였습니다만, 나의 젊은 시절은 일제강점기인 18세 때 일본 침략자들에게 불령선인(不逞鮮人)으로 점 찍혀 여러모로 탄압과 박해를 받았습니다.

그 당시 독립운동가는 모두 불령선인이라 해서 늘 감시와 탄압을 받았지요. 일본의 폭정에 반대하는 입장에서 우리 조선의 정신과 문화를 지키고 조선의 역사와 언어를 공부하자는 뜻으로 독서회를 만든 것이 탄로 나서 일본 고등경찰에 끌려가 사상범(思想犯)으로 고문을 당하고 6개월간 구금되기도 했습니다.

그 후에도 모두 10번의 수난을 겪었는데 나의 수난의 역사는 해방 후에도 계속되어 총 11년간 청춘의 황금기를 감옥에 갇혀 지냈습니다.

일제강점의 식민정책에서 해방된 후 신생 조국에서 이승만 부패강압정권, 그 후의 박정희 군사독재정권하에서 나는 늘 박해를 받았습니다.

나는 박정희 군사독재정권 때 혁명재판소에서 특별법으로 날조된 국가반역죄(國家反逆罪)로 3년 6개월의 소급법(遡及法)에 따라 사형구형에 15년의 금고형을 선고받고 결국은 독방에서 7년 동안 생활한 끝에 1968년에 출소했습니다. 그러한 경위로 해서 나는 언제나 사회 권위에 맞서 싸우고 불의와는 타협하지 않는 성격이 굳어졌습니다.

일제강점기부터 신생 조국의 폭압 부패정권에 이르기까지 언제나 사회혁명을 바랐지만 개혁은 이뤄지지 않고 나와 가족은 온갖 박해 속에서 평생을 보냈습니다.

옥중에서 나는 생각했습니다. 내가 할 수 있는 것이 과연 무엇인가? 역사와 사회가 나에게 무엇을 요구하는가? 압제자에게 정면으로 맞서 싸우면 결국 나와 가족만이 처참하게 박해받고 옥중에 처박혀 있으니 내가 할 수 있는 것이 무엇인지 곰곰이 생각하면서 옥중에서나마 건강문제를 가지고 내 길을 찾아보기로 생각했습니다.

건강문제는 나 자신뿐만 아니라 적과 동지할 것 없이 모든 사람에게 절실히 필요한 일이고 좋은 일이라고 생각해 내 몸의 건강을 보전(保全)하는 방법을 찾아보았더니, 동양 고래의 양생법(養生法)이 있었습니다. 과거의 전통 속에는 정말 값지고 소중한 건강법이 있다는 것을 깨닫고 그때부터 옥중에서 《동의보감(東醫寶鑑)》, 노자(老子)의 《도덕경(道德經)》, 《황제내경(黃帝內經)》 등을 읽고 자연건강법을 연구하게 된 것입니다.

1968년 나는 최후의 긴 7년 동안의 감옥생활을 끝내고 나올 때 사회를 변혁시키기에 앞서 우선 나 자신을 변혁시키기로 마음먹고 사회에 적응하는 방법을 찾아 잘못된 사회현실과 무조건 부딪쳐 싸우려고만 할 것이 아니라 사회가 나에게 무엇을 요구하는지 생각했습니다. 언제나 현실에 타협하고 순종해서 나쁜 일을 하는 자만이 인정받고 성공하는 것이 아니라 좋은 일을 하면서도 인정받고 사회와 시대에 기여할 수 있는 길이 반드시 있으리라 생각해 그 길을 찾아 자연건강법을 연구했습니다.

최근 나의 그러한 인생역정을 취재하고 인터뷰한 소설《혼불》의 저자 최명희(崔明姬) 작가가 이런 말을 한 적이 있습니다.

"선생의 과거 인생 이야기를 들어보면 두 갈래 선택밖에 없었던 것 같군요. 하나는 순교자(殉敎者)가 되는 길, 또 하나는 배교자(背敎者)가 되는 길. 죽으면 순교자, 살아남으면 자기의 뜻을 접고 타협해서 배교자가 되는 것. 선생의 말씀을 들으면 결코 타협하지 않은 것으로 보아 순교자 같기도 한데, 살아남은 것으로 보면 순교자는 아닌 것 같고, 그렇다고 해서 자기의 뜻을 접은 배교자라고도 할 수 없는 제3의 좌표(座標)를 발견한 사람이라고 할까.

그것이 선생이 도달한 자연건강법의 길이고, 그것으로서 이 사회에 무엇인가 기여하고 있다는 점에서 제3의 좌표를 찾은 사람으로 여겨지는군요. 이것은 인류의 장래에 시사하는 바가 많아서 누구나 절실히 필요한 건강문제를 해결하는 것이야말로 공해 속에 침몰해가는 현대문명의 커다란 숙제라고 할 수 있겠습니다."

구사일생(九死一生)이라는 말이 있는데 나는 과거에 10번 이상을 죽음 직전까지 몰린 적이 있고, 네 번은 처형장까지 끌려가다시피 했는데, 간발의 차이로 기적적으로 구출되어 살아남은 적이 있습니다. 그럴 때마다 눈에 보이지 않는 수호령(守護靈)이 나를 지켜준 것이 아닌가 하고 느낀 적이 있습니다.

역경에 빠지면 거기서 또 새로운 인생의 계기가 열렸는데, 한 번도 자신을 굽히면서 구차하게 살려고 바동거린 적이 없는데도 눈에 보이지 않는 커다란 힘이 나를 보살펴주지 않았는가 하는 생각을 하게 됐습니다. 그 때문에 나는 최근까지도 사회안전법(社會安全法)에 묶여 공민권(公民權)이 제한되어 일본의 인지학회 또는 세계정식협회 등에서 초청받았음에도 해외여행을 하지 못했습니다.

눈에 보이지 않는 힘의 가호

나는 젊은 시절에 무신론적(無神論的)인 유물론자(唯物論者)였습니다. 유물변증법(唯物辨證法)은 역사를 해석하거나 세계를 인식하는 데 훌륭한 척도(尺度)가 되었기 때문에 그 안경으로 세계를 보면 모든 사상(事象)을 명쾌하게 해석할 수 있다는 유물론적인 인식의 입장에 서 있었습니다만, 아까 말씀드린 대로 나의 파란 많은 기구한 생애 속에서 언제나 눈에 보이지 않는 큰 힘이 나를 가호(加護)해주고 있다는 것을 느꼈습니다.

1953년 한국전쟁 때 내가 수없이 죽을 고비를 넘기고 기적적으로 집에 돌아왔을 때 고향 사람들이 이렇게 말했습니다.

"자네가 살아 돌아온 것은 자네 어머님 덕택인 줄 알게. 자네가 서대문형무소에 사상범으로 수감되어 한국전쟁을 겪고 행방불명된 3년간을 자네 어머님은 하루도 빠짐없이 엄동설한에도 목욕재계하고 정화수 떠놓고 천일기도를 하면서 치성 드린 것을 동네 사람이 다 알고 있네. 그렇게 치성 드린 덕택으로 자네가 살아난 것일세."

그 말을 듣고 그러한 어머니의 정성이 작용하여 더 큰 힘이 나를 수호해주었구나 하고 마음의 큰 힘을 느꼈습니다.

나는 지금 무엇을 생각하느냐 하면 내 건강을 위해서 몸을 개혁하는 것은 어느 정도 내가 마음먹은 대로 성취했다고 자부합니다. 한국 사회에서 유명하다고 하는 많은 사람이 내 덕분에 난치병을 치료하고 건강을 되찾은 일이 인정되어 건강 분야에서는 내가 어느 정도 기여하고 있음을 사회적으로 인정받고 있습니다. 그러나 이제는 몸의 개혁 이상으로 마음의 개혁을 과제로 생각하고 있습니다.

어제 오사카에서 오신 요시다 아키코(吉田昭子) 병원장도 그런 말씀을 하셨는데, 마음을 개혁하는 것이야말로 개개인의 건강뿐만 아니라 세계 평화를 비롯해서 지금 인류가 당면한 여러 가지 난제를 해결하는 열쇠가 되리라고 생각합니다.

이 자리에 참석하신 여러분과 같이 우리는 모두 마음의 문을 활짝 열고 모든 일을 긍정적으로 생각하고 모든 인간관계를 사랑과 용서, 감사하는 마음으로 충만하게 해 남을 위해서 봉사하는 마음과 실천을 하게 된다면 세계는 그야말로 평화로운 기쁨의 세상으로 변모할 것입니다.

그러한 변화가 일어나면 머지않아 한국에는 통일국가의 새 시대가 열릴 것이고 비단 한반도의 통일만이 아니라 아시아 통일의 실마리가 되어 한국과 일본, 중국 사이에 문화적 연대가 형성되어 아시아 연방처럼 상호연대의 새로운 국제질서 같은 미래의 비전이 달성되지 않을까 기대해봅니다.

선친(先親)도 젊은 시절 독립운동을 하여 나는 어려서부터 일본 제국주의의 폭정 아래 자랐기 때문에 일본을 아주 싫어하고 미워하면서 적개심을 가지고 자랐습니다. 따라서 내 마음속에는 언제나 일본에 대한 벽이 있고 거리감이 있었습니다.

해방된 이후 지금은 독립국가라 하고 민주화를 떠들고 있지만 과거에 나와 같이 자란 친한 사람 가운데 살아남은 사람은 몇 명 안 됩니다.

나는 금년(1989년)에 64세가 됐습니다만 내 나이에서 살아남은 사람은 10명 중 서너 명밖에 되지 않습니다. 자연사가 아니라 고문을 당하거나 전쟁 중에 학살당하고 대부분 비명횡사(非命橫死)로 죽은 것이지요.

그런 비참했던 역사를 돌이켜보면 일본의 침략은 아직 끝나지 않았고 그 후유증은 계속되고 있다고 생각합니다.

민족분단이라는 천추(千秋)의 한이 모두 일본 침략이 뿌린 악의 씨앗에서 유래하였고, 지금도 계속 고통을 받고 있다는 점에서 우리 세대가 경험한 결론으로는 일본을 절대로 용서할 수 없다는 것이 국민 정서가 되고 있습니다.

민족분단의 비극과 그 원인

현대사에서 한민족의 최대 비극은 뭐니뭐니해도 1950년에 발발한 한국전쟁입니다. 우리는 제2차 세계대전의 종료와 더불어 일본 제국주의의 압제에서는 일단 해방되었으나 연면(連綿)한 역사를 갖고 있으면서도 외세의 일방적인 분할결정에 따라 국토는 38도선에서 분할되어 민족분단이라는 비극에 이른 것입니다.

남북은 미소군의 점령 아래에 허리를 두 동강으로 잘리는 운명을 맞아 별개의 이질적인 두 체제로 분단되었습니다. 그 결과 전쟁을 부르고 동족상잔의 비참한 전쟁 속에서 수백만 명의 동족이 생명을 잃고 국토는 완전히 폐허가 되어 천만 명이 넘는 이산가족이 지금도 소식을 모르는 상태로 있습니다.

그 상처는 지금도 깊이 남아 있어 남북 민중의 마음과는 상관없이 군사적으로 서로 대치하면서 적대관계를 유지하고 있습니다. 서로 죽고 죽이는 관계에서는 상대방을 용서하고 사랑할 수 없습니다. 자기가 살아남기 위해서는 어떻게든지 상대를 거꾸러뜨릴 것만을 생각합니다. 그렇게 해서 증오(憎惡)의 철학이 철저한 적대적이고 강압적인 군사문화가 지금도 남북의 체제를 지배하고 있습니다.

그 숙명적 비극의 책임은 물론 우리 민족이 스스로의 힘으로 국권(國權)을 지키지 못한 데 있지만, 근원을 따지면 일본 제국주의의 부당한 침략이 뿌린 씨앗에 의해 외세에 농락된 분단 결과가 그 원인이라고 생각합니다.

한민족 최대의 불행한 시기에 제2차 세계대전의 패전국이던 일본은 점령군 맥아더의 뒷받침과 부추김에 따라 한국전쟁의 특수(特需)에 힘입어 군수산업경기에 춤을 추면서 불난 집 도둑 같은 횡재(橫財)를 하여 지금의 경제대국의 기반을 다졌습니다. 전쟁 중에 일본은 되도록 전쟁의 장기화를 바라면서 휴전을 여러 가지로 방해한 흔적이 있습니다.

지금도 일본의 정치가는 물론 대다수 일본인은 이웃 나라 한국이 통일된 민족국가가 되기보다는 언제까지고 분단국가로 남아 있기를 바라는 경향이 있고, 조금도 과거 침략의 역사를 반성하거나 잘못을 뉘우치는 기색이 없습니다. 오로지 경제 이윤만을 추구하는 데 세계인에게 경제동물로 불리는 까닭이 있습니다. 일본의 군국주의가 다시 살아나려는 징조가 보입니다. 한국에 민주화, 자유화가 달성되고 민족통일국가가 완성된 그때만이 비로소 일본의 침략도 끝날 것으로 나는 생각합니다.

그러한 상황에서 한민족은 일본을 용서할 수 없었던 것입니다. 자기의 잘못된 역사를 조금도 반성하지 않고 이웃을 짓밟으면서 얻은 일본의 경제력은 부정(不淨)한 것이고 저주받아 마땅한 재물일 뿐입니다. 지상에 있는 어떠한 재물도 인간이라는 유한한 존재가 제 멋대로 영원히 소유할 수도 없고, 소유해서도 안 되는 것입니다. 그저 맡겨진 재물을 잘 보관하고 관리해 세계를 위해서, 인류공동체를 위해서 되돌려주는 마음이라야 진정한 우주의 섭리에 맞는 일이 됩니다. 일본의 경제력을 지구촌 전체를 위해서 활용할 때 그것이 또한 일본을 위한 참된 길도 될 것입니다.

일본은 지금 경제규모에서는 세계의 초강대국이 되었으면서도 이웃은 물론 세계를 위해서 가난한 이웃을 도울 생각은 조금도 하지 않습니다. 남의 불행을 도리어 다행으로 여기는 가장 인색한 졸부의 근성밖에 없습니다.

현대문명의 위기의 본질

현대문명의 위기의 본질은 물질은 풍요롭게 되었지만 정신이 열약(劣弱)한 시대에 있다고 생각합니다. 현대인은 옛사람에 비해서 영성(靈性)이 빈약합니다. 고대인 중에 우월한 인격자처럼 기개 높은 생사를 초월한 영성의 앙양(昂揚)을 발견할 수 없습니다. 특히 일본은 물질적으로는 세계에서 가장 여유 있는 나라이면서 영성은 가장 낮은 나라가 되었다고 생각합니다.

그러한 느낌 때문에 나는 지금까지 일본이라는 나라가 가장 싫었습니다. 그러한 내가 우연히, 그것도 자연식 운동을 하면서 알게 된 어느 선승(禪僧)을 통해서 소개받은 영성개발운동을 하는 일본인지학회의 타카하시 이와호(高橋巖) 대표가 나에게 찾아온 기연(奇緣)에 따라, 또 오늘 이렇게 인지학회 회원 여러분을 만나게 됨으로써 국경과 민족을 초월한 인류애적 연대감을 느끼게 되고, 여러분과 같은 훌륭한 인생 목표를 지닌 분들이 일본에서 활동하고 있음을 알게 되어 마음 깊이 기쁨과 감동을 느끼게 되었습니다.

나는 여러분과 같은 생각과 행동이야말로 일본의 과거를 속죄하고도 남음이 있는 미래를 향한 값진 선구적 역할이라고 생각합니다.

일본과 한국은 같은 문화권에 속하는 피를 나눈 형제 사이입니다. 문화적인 면에서 보면 한반도에 있는 우리가 본가(本家)이고 일본은 한반도에서 건너간 도래인(渡來人)이 세운 분가(分家)인데도, 그러한 자기의 근본 뿌리를 짓밟고 형제를 배반한 일본을 절대로 용서할 수 없다는 것이 우리의 솔직한 감정입니다.

그러나 이 점도 한번 관점을 바꿔 생각해보면 나 자신의 생애에서 눈에 보이지 않는 커다란 섭리 같은 것을 느낀 것처럼 여기에도 무언가 인지로는 계산할 수 없는 커다란 섭리가 작용하고 있지 않은가, 일본이 한국을 침략하고 고통을 안겨준 행위가 어쩌면 미래 세계를 위해서, 한민족의 마음과 영혼을 담금질하기 위해서 필요했던 것이 아닌가 하는, 더 깊은 뜻이 숨겨져 있는 섭리의 시나리오로 생각해봅니다.

인지학회에서 만든 〈성배(聖杯)〉라는 회지를 읽었습니다만 한민족의 사명을 일깨워주기 위한 뜻을 새겨보고자 합니다.

그러한 시야로 미래를 내다본다면 과거의 애증(愛憎)의 숙업(宿業)에만 묶여 있을 것이 아니라 미래를 준비하기 위한 영의 작용에 따라 큰 뜻을 헤아려 볼 필요가 있다고 생각합니다.

그러한 시점에서 이제까지 눈에 보이는 불의와는 일체 타협하지 않고 오직 반항과 응징만을 생각해온 성격에서 앞으로는 나와 반대되는 사람도 이해하고 용서하며 사랑하는 긍정적인 사람이 되고자 하는 마음의 변화를 생각하게 되었습니다. 아무리 악한 존재라도 그것대로 이유가 있고 할 말이 있을 테니 그 점을 이해해보자는 것입니다.

지금 나에게는 간암 환자나 폐암 환자 같은 많은 난치병 환자가 찾아옵니다. 말기암 환자만도 17~18명 정도 내 지도를 받고 좋아지고 있습니다. 나는 의사가 아니기 때문에 치료 같은 것을 하지 않고 그저 조언자로서 생활지도를 하는 것이지요. 라이

프스타일을 바꾸고 잘못 길들여진 먹거리나 마음가짐을 어떻게 바꿀 것인지 설명해줍니다.

난치병에 걸린 사람은 몸의 환부(患部) 이상으로 반드시 마음에 어떠한 결점을 갖고 있습니다. 참을성이 없고 아집이 강해서 자기중심적이고 교만하여 매사에 부정적이며 제멋대로여서 자신의 마음을 통제 못하는 데서 여러 가지 질병을 자초합니다.

특히 암에 걸린 사람 가운데 그런 사람이 많습니다. 그런 사람은 마음가짐을 바꾸고 생활을 바꾸며 현미와 채식 위주의 자연식을 철저히 하면서 피를 맑게 하는 정혈요법(淨血療法)을 하면 기적적으로 종양이 자연퇴축(退縮)되어 점점 치유됩니다.

큰 회사 사장 두 분이 말기 간암으로 병원에서 가망이 없다고 포기했는데, 내 방법으로 아주 좋아지고 있습니다.

오늘 심포지엄에 그들도 꼭 오고 싶어 했지만 여기까지 오려면 6시간이나 걸려서 무리가 될 것 같아 내가 만류해서 나중에 설명해주기로 했습니다.

나는 그분들에게 이제까지의 생활이 잘못되어 있고 마음가짐, 먹거리의 내용 등이 잘못되어 있어 병에 걸린 것이니 이제부터는 병만을 고치려 하지 말고 인생을 바꿔서 남에게 좋은 일을 하고 모든 사람을 용서하고 감사하는 마음을 갖도록 하라고 권했습니다. 나 자신도 원래는 과격한 성격이어서 남의 잘못을 용서하지 않고 고함을 지르거나 화를 잘 내는 사람이었지만 이제는 모든 사람의 잘못까지도 감싸주며 긍정적인 생각을 하고, 온화한 성격을 가지려고 노력하고 실천하면서 환자들에게 가르쳐 주고 있습니다.

남을 미워한다는 것은 스스로 괴롭고 추해지는 것입니다. 나는 젊은 시절 일본을 미워하고 적개심을 품을 때 나 자신이 무척 괴롭고 마음이 일그러질 수밖에 없었습니다. 지금의 군사독재정권에 대해서도 그들이 민주주의를 압살하고 부당하게 탄압하는 짓은 용서되지 않지만, 오직 사악한 권력자라고 미워하고 응징할 것만 생각한다면 나 자신이 고통스럽고 비참함을 자초할 뿐입니다.

한국에서는 지금 젊은 사람들, 우수한 청년들이 분신자살하는 일이 잇따라 발생하고 있습니다. 민족의 우수한 엘리트 중에서 젊었을 때 제대로 피어보지도 못하고 좌절, 유린당한 뼈아픈 역사적 과거가 있습니다만 지금 또다시 한국의 젊은이들, 젊은 노동자나 학생들 중에 자신의 몸을 불태우는 일이 이어지고 있어요. 조국, 민족, 역사를 위한다는 신념에서 자신의 생명을 내던지고 있습니다.

그러한 극단적인 선택보다는 남을 사랑하고 용서한다는 긍정적인 쪽으로 변혁시킬 수는 없을지, 하나밖에 없는 자기 생명을 태우면서까지 절규하는 메시지의 참뜻이 무엇인지, 어떠한 영적 충동이 그렇게 극렬한 행동까지 하게 만드는지 지금 젊은이를 보면 바로 내 젊은 시절의 모습을 거울에 비춰보는 것 같아 그들에게 아무런 도움도 못 되는 것이 너무도 가슴 아프고 참을 수 없는 심정입니다.

'성배(聖杯)'의 민족이 동방에서 나오리라

이러한 현실에서 우리 마음의 개혁을 어떻게 이룰지 지금 생각하고 있습니다. 모두 함께 이 문제를 풀기 위해서 고민해야 합니다. 그렇게만 되면 우리 한민족은 장래에 눈부신 발전을 하리라 생각합니다.

다카하시(高橋) 선생이 "한민족은 장차 성배(聖杯)의 민족으로서 미래를 주도할 커다란 역사적·문화적 사명을 띤 민족이다"라는 말씀을 하셨습니다. 이는 인지학(人智學)의 창시자인 독일의 철학자 루돌프 슈타이너가 온갖 시련과 고난을 겪으면서 영성을 연마한 민족 중에 앞으로 미래를 주도할 문화적 사명을 가진 민족이 동방에서 반드시 나오리라고 한 계시에 근거에서 한 말입니다.

그는 그러한 민족이 바로 한민족이고 한국이야말로 은사의 나라, 혼의 고향이라고 하면서 한민족의 시련의 수난사에 대해서 인지학적인 의미를 부여하여 경의를 표했는데, 나 역시 평소에 시련을 겪을 때마다 우리가 한국인이라는 것을 도리어 자랑으로 여겨야 한다, 아니 동양인이라는 것을 기쁘게 여기고 긍지를 가져야 한다는 취지의 칼럼을 신문에 씁니다.

서양 문명은 이제 붕괴과정에 있고 몰락에 직면하고 있습니다. 육식(肉食) 민족인 백인이 지배해온 문명의 존재방식은 이제 한계점에 이르고 있습니다. 그것을 바로세우고 신문명을 창건하는 사명을 맡은 민족은 백인이 아니라 우리 황인이 될 것입니다.

동양의 우주관이나 문명방식은 천지인(天地人) 합일(合一)의 입장에서 백인 육식 민족인 서양인과 같은 약육강식이나 우승열패, 자연정복사상 같은 강자 중심의 정복 논리가 아닌 모든 사람, 나아가 생태계의 모든 동식물, 미생물까지도 공존공생하면서 서로 도와가며 사는 방식입니다.

그러한 신문명의 시대가 지금 열리려 하고 있습니다. 그렇기 때문에 우리는 동양인으로서의 사명과 긍지를 가져야 합니다. 동양에서 성공하는 길은 세계의 으뜸이 되는 것입니다. 그러한 의미에서 앞으로 10년, 20년 뒤에는 엄청난 세계가 될 것입니다.

여러분 중에는 어쩌면 21세기 중반까지 살아 있을 분도 계시겠지만 그때 가서 세계가 크게 변모했을 때, 지금과 같은 민족이나 국가의 차별도 사라지고 세계연방이라든지 인류애의 일체감이 가득한 평화공존의 시대가 올 때, 그 중심은 동양이 될 것이고, 한국과 일본, 중국이 바로 그 중요한 책임을 다해야 하는 때가 되리라는 것을 예감하고 그에 대한 준비를 우리가 함께 해나가야 한다고 생각합니다.

이상으로서 나의 문명관에 대한 서론을 마치고 화제를 바꿔 원래 주제로 돌아가 자연건강법의 부항에 관해서 말씀드리겠습니다.

부항의 원리

부항은 일본에도 있는 스이타마(吸玉)에 관한 것입니다. 나는 40여 년 전인 20세 전후에 천식으로 고생한 적이 있습니다. 나는 그 당시 편식이 심했고 아집이 강한 편이어서 매사 자기중심적인 생활을 했는데 약이 듣지 않았습니다. 늘 화내고 누군가를 미워하는 마음으로 위궤양, 관절염, 늑막염 등 여러 가지 질병에 시달렸으나 약이 잘 듣지 않았습니다.

우연히 어떤 사람한테 부항으로 천식이 나았다는 얘기를 들었는데, 그 뒤 여러분도 아시겠지만 일본의 아카홍(표지가 붉다고 해서 적본(赤本))이라는 책 《가정에서의 간호의 비결》(쓰키타 다키치(築田多吉) 지음)에서 어혈흡압(瘀血吸壓) 요법이라는 항목에 부항에 관한 자세한 설명이 나와 있더군요. 그밖에도 단식이라든지 여러 가지 민간요법(民間療法)이 소개되어 있어 그때부터 자연요법에 관심을 갖기 시작했습니다.

그렇게 해서 병이 낫게 되고 건강을 되찾게 된 것이 계기가 되어 병은 나를 괴롭히는 나쁜 적이 아니라 내 잘못을 일깨워주고 방법을 찾게 하는 길잡이가 된다는 뜻에서 '병은 나의 스승이다'는 생각을 하게 됐습니다.

병은 마음이 교만하고 생활이 무절제하여 걸리는 것으로, 그러한 왜곡(歪曲)을 바루도록 일깨워주는 자연의 메시지입니다. 그렇기 때문에 다른 사람의 책임이 아니고 오직 자기 자신이 책임지고 잘못을 고쳐가야 한다는 그런 생각이 바로 자연건강법의 출발점이 됩니다.

그 점을 고려하지 않고 오직 치료의 전문가는 의사니까 의사가 모든 병을 고쳐주는 것으로 착각하는 병원 의존의 의타심으로는 아무것도 해결할 수 없습니다. 젊었을 때 온갖 질병으로 고생했던 내가 지금은 60세가 넘었습니다만 아직 어디에 가서나 누구와 견주어도 30~40대에 맞먹을 자신이 있습니다.

젊었을 때 여러 가지로 정치적인 박해를 받으면서 불우한 생활 속에서 병약했던 내가 한 가지 병을 고치는 방법을 터득함으로써 만 가지 재앙을 막는다는 '일병식재(一病息災)'를 체험할 수 있었고 도리어 '전화위복(轉禍爲福)'이 되었다고 자부합니다.

병에 걸렸을 때는 그 병에서 무엇이든 배우는 기회가 되어야 하고, 불행이 닥쳤을 때는 그 불행의 상처를 통해서 자신을 되돌아보고 잘못을 뉘우칠 때 그 인생이 한층 성숙되고 영성이 향상되는 계기가 됩니다.

시련과 고난을 통해서 영성이 계발된다

그런 점에서 물질적으로 잘살고 운이 좋아서 젊어서부터 무슨 일이고 순풍에 돛단 듯 잘 풀려 일찍 성공한 사람이나 좋은 가문에서 태어난 재벌이나 고관대작(高官大爵)의 2세로 출발한 사람은 남 보기는 우선 좋아보여도 인간생활에서 더 중요한 영성 계발이나 인격도야를 위한 시련 경험이 없기 때문에 참 인생을 모르고 불행 속에 좌절할 확률이 높습니다. 실패 경험이 없는 성공은 오래가지 못합니다. 실패 경험이야말로 시련을 통해서 인생을 성숙시키는 진정한 자산이 됩니다.

우리 민족에게는 오랫동안 외국의 침략자 또는 자국(自國)의 압제자의 박해를 받으면서 가혹한 시련을 견디며 살아온 역사적 경험이 있습니다.

그러한 체험을 통해서 자연건강법을 터득했기 때문에 과보호 속에서 병을 무조건 나쁜 것으로 단죄하려는 현대의학과는 차원이 다릅니다. 일반적인 상식은 병이 나면 으레 병원에 가서 의사의 지시대로만 따르면 되고 스스로 책임질 일이 아니라는 고정관념이 있습니다. 내 몸은 아무 잘못이 없는데 내 몸을 괴롭히는 병은 악(惡)이기 때문에 어떻게든지 악을 응징하고 소탕하는 것을 전문가인 의사가 하는 것이라는 의타적인 생각에서 병에 걸린 데 대해서 조금도 책임지려 하지 않고 부끄러워하지도 않습니다.

그러나 자신의 잘못된 생활방식, 잘못된 고정관념을 깨닫지 못한 사람에게는 진정한 치유의 길이 열리지 않습니다. 그저 임시변통의 대증요법(對症療法)으로 그때그때 호도될 뿐입니다.

평소에 피가 깨끗하고 혈액순환이 잘 되면 병에 걸리지 않습니다. 그 사람의 얼굴을 보면 피가 깨끗한지 탁한지 금방 알 수 있습니다. 피부가 거칠고 우중충하며 기미가 끼어 있고 어두운 색깔이면 피가 매우 탁해져 있다는 증거입니다. 장내에 숙변(宿便)이 많거나 체내독소가 쌓여 혈액순환이 잘 안 되고 정체되어 있으면 피가 오염되어 있는 것입니다. 여러분이 그런 관점에서 내 얼굴을 한번 관찰해 주십시오.

피를 깨끗이 하는 첫째 조건은 마음이 깨끗하고 맑아야 합니다. 언제나 감사하는 마음으로 사람을 사랑하는 마음을 가지면 피가 깨끗해집니다. 다음으로는 먹거리인데, 먹는 것이 피가 되고 살이 되기 때문에 육식을 하거나 가공식품, 외래식품을 먹고 미식, 대식, 폭음, 폭식 등 절제 없이 부자연한 식생활을 하면 칼로리는 충분할지라도 체내독소가 쌓여 피가 더러워집니다.

자연건강의 법칙

그렇기 때문에 자연의 법칙에 맞는 자연의 먹거리, 대자연의 기(氣)가 농축된 생명력이 강한 먹거리를 먹어야 합니다. 대지에는 땅의 기가 있고 바다에는 바다의 기가 있습니다. 현대영양학이 권장하는 칼로리나 영양가는 높으나 기가 없는 가공식품 등은 되도록 먹지 않는 것이 좋습니다. 예를 들면 설탕이라든지 통조림 식품, 라면, 콜라 등은 칼로리만 있을 뿐 생명의 기가 없습니다.

요즘 양계장에서 대량 산란(産卵)·생산되는 달걀도 대부분 무정란(無精卵)입니다. 병아리를 깔 수 없는 알이지요. 칼로리로만 따지면 무정란(無精卵)이나 유정란(有精卵)이 별 차이가 없겠지만 생명이 있고 없는 데서는 본질적으로 다릅니다.

우리가 먹는 주식에도 현미와 백미는 생명의 씨앗이 있고 없음에서 본질적으로 다릅니다. 칼로리만 따지면 백미 쪽이 소화율이 높고 먹기가 부드럽다 해서 별 차이가 없는 줄 알지만 현미에는 배아(胚芽)라는 다음 생명의 거점이 되는 씨앗인 기가 있습니다. 백미는 생명이 될 수 없는, 기가 없는 그저 쭉정이에 지나지 않습니다.

그래서 나는 환자, 특히 암환자에게는 반드시 현미식을 철저히 실천하라고 강조합니다. 현미식으로 소식을 하되 100번 이상 씹어 먹는 습관을 오직 감사하는 심정으로 100일 동안만 실천하면 반드시 변화가 있고 6개월이면 어지간한 난치병도 완치를 기대할 수 있습니다.

언제나 배가 고플 정도로 소식(小食)을 하면 암세포는 그 이상 커지지 않습니다. 일종의 단식 같은 기아요법의 원리이지요. 아무리 현미에 채식을 하더라도 잘 씹지 않고 늘 만복상태(滿腹狀態)가 되면 음식의 고마움을 모르고 짜증스러운 기분이 되어 도리어 독이 될 수 있습니다.

내 일상생활을 소개하면 가족이 모두 아침밥을 안 먹고 1일 2식을 실천하고 있습니다. 이것은 누구에게나 해당하는 것이 아니라, 아침 일찍부터 운동을 하고 노동을 하는 사람은 아침을 먹는 것이 좋겠지요. 모든 사람에게 적용되는 절대 건강법이 있는 것이 아니어서 자기에게 맞는 건강법은 자기가 찾아야 합니다.

어혈은 만병의 원인

동양의 격언에는 예로부터 '어혈(瘀血)은 만병의 원인, 정혈(淨血)은 만병의 요법'이라는 말이 있습니다. 그런데 현대의학에는 어혈이라는 개념이 없습니다. 그리고 자연치유의 개념도 없습니다.

서양의학의 원조 히포크라테스가 자연치유력을 가장 중요시하여 몸 안에 있는 의사가 못 고친 병은 어떤 명의도 고칠 수 없다고까지 했는데, 의과대학을 졸업할 때 의사의 윤리강령인 히포크라테스의 선서를 외우면서도 오직 약물요법과 수술로만 병을 때려잡듯 무찌르려고 하는 것이지요. 그런데서 이제 현대의학의 한계가 나타나고 있습니다.

우리는 몸에 때가 끼고 옷이 더러워지면 목욕을 하고 세탁을

해서 깨끗이 하는 것을 알면서도 생명활동의 원천이 되는 피가 더럽고 탁해졌을 때 피를 깨끗이 하는 세탁 방법을 모릅니다.

몸 안에 있는 피를 깨끗하게 하는 가장 효과적인 정혈 방법이 이제부터 말씀드리는 동의부항요법입니다. 부항은 세계 각국 어디에나 있는, 선사시대부터 인간이 처음에 발견한 자연요법으로 고대의술에 속합니다만 내가 이를 좀 현대화해서 네거티브 요법이라는 이름을 붙였습니다.

네거티브(-)는 음적·소극적, 마이너스의 뜻이 있어 약간 부정적인 느낌을 줍니다만 체내독소를 말끔히 청소하고 덜어준다는 뜻에서 현대의학이 과학요법을 표방하면서 모두 투약이나 수술, 영양식, 보태는 방법에 치중하는 포지티브(+) 요법인 데 대해서 몸 안의 노폐물을 덜어주는 의미에서 단식 원리와 같은 효과가 있어 네거티브(-) 요법이라고 한 것이지요.

현대병은 대부분 지나치게 보태는 과식, 과로, 과보호, 공해요인, 운동부족, 스트레스 등이 주요 원인이 되어 발병합니다. 영양 과다섭취 등으로 요즘 청소년 가운데 비만아, 아토피, 당뇨병 등이 격증하는데 이런 현대병은 모두 생활습관병입니다.

또한 신체가 말을 듣지 않아서 문명의 과보호에 따라 퇴행되고 있습니다. 모두 보태는 것이 지나쳐서 생긴 병이지요. 그에 대한 치료로 또다시 보태는 방법은 무의미합니다. 병을 더욱 가중시키고 고질화시킬 뿐이니 마땅히 덜어주는 쪽을 찾아야 하지 않겠습니까?

그러한 방법이 바로 단식(斷食), 기공(氣功), 명상법, 자연식, 부항 등 옛날부터 선인들이 애용하고 실천해온 건강법입니다. 따라서 문명생활의 과보호에서 연유한 현대병에는 당연히 덜어주는 쪽에 치중해야 합니다.

요즘 청소년들은 덩치만 커졌을 뿐 질병에 약하고 자기절제나 남을 배려하는 마음이 없고 굴레 벗은 망아지처럼 제멋대로여서 매사 충동에 휩쓸려 사고치는 예가 많습니다. 일본에서도 마찬가지겠지만 요즘 청소년 범죄가 격증(激增) 추세에 있는 것도 과보호에 따른 서구화된 패스트푸드에 원인이 있습니다.

그런 식생활습관은 우발적인 충동에 약해서 자기 자신의 행동을 제어하지 못하고 끝내는 아무런 죄의식도 없이 범죄의 구렁텅이에 빠지게 합니다.

자기 자신의 몸과 마음을 자유자재로 제어할 수 있게 되면 절대로 병에 걸리지 않습니다. 나는 나 자신이 마음먹은 대로 나 자신의 인생을 이루고자 노력해왔습니다.

자신을 제어하지 못하면 마음이 허황해지고 사악한 유혹에 빠지기 쉽습니다. 관능적인 맛에 끌려 맛있는 것을 탐하고 욕망의 노예가 되어 휘말리게 되면 불행을 자초하고 황폐한 인생이 되는 것입니다.

부항은 진공상태를 만든 저압충격요법으로 피부면에 흡착하여 혈액순환을 촉진하고 체내가스를 교환하며 독소를 제거하여 정혈하는 효과가 있습니다. 전신을 구석구석 청소하는 효과가 있습니다.

일본에서는 이와 비슷한 방법으로 진공정혈요법이라 하여 반키라는 전동식 모터를 이용하여 진공을 만들고 있습니다.

한국에서는 17세기에 허준(許浚)이라는 걸출한 의학자가 나와서 《동의보감(東醫寶鑑)》이라는 책을 저술했는데, 동의(東醫)는 그 당시에 서양의학을 의식한 것이 아니라 중국의 동방이라는 뜻에서 중의(中醫)와도 다른 민족의학 입장을 표방한 것으로 여겨집니다.

내가 발명한 부항의 현대화를 동의부항이라고 한 것도 그러한 생각에서 말한 것인데, 이제까지 아무도 생각하지 않은 간단한 원리이고 콜럼버스의 달걀처럼 알고 보면 간단하지만 세계에서 최초의 발상이라고 하겠습니다.

이 원리는 유리 술잔 같은 것으로도 실험할 수 있으며, 유리컵의 내부를 진공상태로 만들기 위해 다공질 흡수성(吸水性) 물질을 유리컵에 부착한 것으로, 실용신안등록(實用新案登錄)이 되어 있습니다. 컵 안의 내벽에 부착된 다공질 물질에 알코올을 뿌려 침투시키면 내부에 가스체로 보존하여 흘러내리지 않게 되어 있습니다. 한번 알코올을 점적(點滴)해놓고 내부를 밀폐상태로 두면 몇 시간이고 유지되고 몇 번이고 점화시켜 진공을 형성하여 피부요소에 흡착할 수 있습니다.

매우 간단한 원리이지만, 부항의 역사가 오래되었으면서도 이제까지는 아무도 생각하지 못한 방법입니다.

지상에 사는 우리는 언제나 플러스 대기압의 압력의 세계에서 살고 있습니다. 760mmHg의 기압 아래에서 짓눌려 사는 것입니다. 만약에 무중력상태의 우주를 여행한다든지 달 표면의 저기압 세계에 가게 되면 기압의 중력에서 해방되기 때문에 몸이 가벼워져 둥둥 떠다닐 수 있습니다.

무중력상태를 체험하는 것은 매우 신기하고 압력에서 해방감을 얻는 것이므로 신나는 경험이 될 것입니다.

부항은 의술의 알파이고 오메가

부항을 손바닥에 붙이면 그 자리가 마치 무중력상태의 우주공간 같은 자극을 받게 됩니다. 부항으로 천식이 나았다는 내 체험을 말했더니 공군 대령 출신의 항공기 조종사가 가능한 일이라면서 이런 설명을 하더군요.

비행기가 날 때 항로에 에어포켓(진공기류주머니)이 형성된 곳을 통과하는데 이때 기체가 순간 낙하하면서 승객 중에는 기침이 멎고 천식이 진정된 예가 있다는 것입니다.

우리는 평소에는 마이너스 기압의 세계를 경험할 수 없지만 미래의 우주시대에 가면 새로운 가능성이 많을 것입니다.

부항은 태초에 인류가 원시생활을 할 때 발견한 자연물리요법으로, 처음에는 상처가 나거나 배가 아프면 환부(患部)를 손으로 만져주고 판판한 돌멩이를 화덕에 달구어 환부에 문질러주다가 차츰 물소뿔이나 대나무통을 이용해 환부에서 독기를 뽑아내는 부항요법으로 발전한 것으로 추정합니다.

의(醫)는 부항을 상징하는 상형문자(象形文字)인데, 2,500년 전에 나온 한방 고전인 《황제내경》에는 한반도가 부항의 최초 발상지로 추정되는 전거가 있습니다.

서양에서는 히포크라테스가 부항을 가장 애용했다는데, 그리스 아테네 신전에는 의학의 심벌로 부항과 메스가 부조도(浮彫圖)에 기록되어 있습니다.

칭기즈칸이나 나폴레옹 같은 정복자도 진중에서 상처치료나 피로해소용으로 부항을 애용한 것으로 알려져 있습니다.

따라서 부항이야말로 선사시대부터 인류가 발견한 의술의 알파(원점)인 동시에 미래의 우주시대에도 가장 각광받을 오메가(종점) 의학이라고 생각합니다.

해방의 감격

한민족이 오랜 일제의 박해에서 8.15해방이라는 감격의 순간을 맞이한 것과 힘없는 민초들이 궐기해서 권력을 타도한 감격스러운 4.19혁명, 그리고 개인적으로 여러 번 옥에 갇혔다가 풀려나 자유의 공기를 만끽할 때의 감동을 나는 잊을 수 없습니다.

한국전쟁이 끝나고 전국토가 초토화되어(1950년대) 세계의 최빈국이었지만 그 후 경제건설과 산업화에 성공하여 지금은 세계 10위권의 경제기적을 이루었습니다. 그러한 힘의 원천은 바로 억압받던 민초들이 맛본 해방의 감격에서 비롯되었다고 생각합니다.

옛《사기(史記)》에 요순지민(堯舜之民)은 모두 어질고 착했는데 걸주지민(桀紂之民)이 되면서 모두 사납고 악해졌다는 말이 있습니다. 같은 백성이라도 성군(聖君)이 지배하면 착하지만 폭군이 지배하면 모두 악해진다는 뜻인데, 해방의 감격은 모든 사람을 성군이 지배할 때처럼 한없이 순하고 착하게 감화시켜 환희 속에 서로 축복하고 자유를 기뻐하니 그러한 힘은 신생 조국의 자주독립은 물론이려니와 천지개벽을 일으킬 수도 있는 원동력이 되는 것입니다.

자유를 박탈당하고 억압당해보지 않은 사람은 자유가 얼마나 소중하고 해방의 감격이 얼마나 충격적인지 모릅니다. 마음의 온갖 응어리가 말끔히 씻겨나가는 카타르시스의 쾌감을 모릅니다.

부항은 모든 생리적 억압에서 해방된다는 점, 건강면에서 막힌 것을 뚫어주고 신진대사를 활성화해 생명을 약동시킨다는 점에서 해방의 원리와 똑같습니다.

무엇을 보태는 것이 아니라 잉여영양분이나 체내독소를 덜어내어 균형을 맞추어주면 스스로의 힘으로 저절로 건강해지는 것이 부항 원리에 의한 자연건강법의 이치입니다.

병은 비싼 의약품이나 전문가의 고도의 기술로 치료하는 것이 아니라 생명 본래의 자연치유력을 복원하면서 면역기능이 강화되어 낫는 것입니다. 그런데 부항이야말로 생리적인 자유를 되찾게 하는 해방의 원리입니다.

이 방법은 질병 치유나 예방을 위해서 효과가 있지만 가장 자연적인 방법이기 때문에 일체의 부작용이 없고 특히 염증성 질환에 신속한 효과가 있습니다. 간염이나 늑막염, 폐렴, 맹장염 등 염증성 질환이 나은 예가 많습니다.

염증이 있는 곳은 반드시 나쁜 피가 고여 있고 혈액순환이 안 되기 때문에 막힌 곳을 뚫어주고 묵은 피를 깨끗한 피로 교환하여 노폐물을 제거하면 오래된 만성 활동성 간염이나 동맥경화도 한 달 만에 나은 사례가 많습니다.

더욱이 현미, 채식으로 하는 바른 먹거리를 함께 먹으면 그야말로 금상첨화로 틀림없이 호전됩니다. 유방암이나 간경화 등 종양이나 경화증이 딱딱하게 손에 잡히는 환부도 매일 부항을 계속하면 부드러워지고 줄어들어 자연퇴축되는 경우도 많았습니다.

모든 병을 억지로 때려잡으려고 독한 약이나 수술로 공격하는 것보다 자연건강법으로 순리에 맞게 다스리면 난치병, 불치병이라는 것은 없습니다. 다만 편견과 아집, 잘못된 고정관념에 사로잡혀 자신의 잘못된 생활을 바꾸려 하지 않는 불치의 인생이 있을 뿐입니다.

이상으로 제 강의를 마치겠습니다.

나는 오늘 일본인지학회와 관서기공협회 회원 여러분을 만나 큰 감동을 받았고 제 생의 기쁨으로 생각합니다. 여러분은 일본 사회의 여러 분야에서 활동하는, 일본의 지성과 양심을 대표하는 최고의 지성인들입니다. 여러분과 앞으로 오랫동안 우호친선(友好親善) 관계가 유지되기를 바랍니다.

오랜 역사 속에 억눌려 가혹한 시련을 견디며 살아온 한국 민중의 한 사람으로서 수난의 역사적 경험을 통해 터득한 자연건강법과 한국 민중의 우정을 여러분에게 전하면서 앞으로 민중적 차원에서 상호연대를 공고히 갖고자 희망합니다.

끝까지 경청해주셔서 감사합니다.

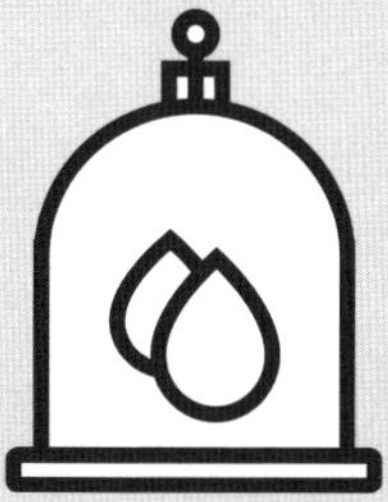

2장

동의부항의 원리

네거티브 요법의 원리

생활습관병에는 원래 특효약이 없는 것으로 알려져 있다. 그 이유는 현대의 생활습관병이 세균 등의 감염에 따른 것이 아니고 신체내부의 기능장애나 대사장애(代謝障碍) 등 내인성(內因性) 질환이기 때문이다.

암, 동맥경화, 고혈압, 심장병, 당뇨병, 간경변, 류머티즘, 근위축증 등 난치병이 대부분 감염성이 아니고 지금과 같은 과보호의 문명생활 자체에 그 원인이 있다 하여 문명병을 이른바 인조병(人造病)이라고도 한다.

또 요즘 미국 등에서는 문명병의 태반이 현대인의 잘못된 식생활(육류, 유제품, 설탕, 기타 화학가공식품 섭취, 야채 등 섬유질 부족과 미네랄 결핍)에서 연유한다 하여 문명병을 식원병(食原病)이라고도 한다(미국 상원 영양문제 특별위원회 보고서).

현대의학으로 잘 낫지 않는 생활습관병이 동양 고래(古來)의 자연요법으로 거뜬히 낫는 예가 많아 고대의술이 다시 각광을 받고 있다. 부항은 인류가 최초로 발견한 동양고래의 이학(理學)요법으로 역사가 수천 년이나 되었다.

그런데 이 부항이 최근 중국에서는 물론이려니와 미국과 유럽 지역에서도 피로해소나 스트레스 해소, 미용건강에 좋을 뿐 아니라 정혈(淨血)효과에 따라 만성병 치료에 효과가 있는 것으로 밝혀져 각광을 받고 있다. 일본에서는 우리말 부항이 보통명사가 되어 일본 열도에 한류 부항의 열풍이 불고 있다.

병원에서 버림받은 말기암을 자연요법으로 기적적으로 극복하여 완치한 사례가 많이 있는데, 그런 경우 동의부항으로 하는 네거티브 요법은 놀라운 효과가 있다.

부항의 원리는 매우 간단하다. 컵같이 생긴 부항단지를 이용하여 내부를 진공상태로 만들어 피부표면에 흡착시키는 것인데, 요령만 알면 소주잔이나 베이비 푸드병 같은 것으로 간단히 할 수 있다. 컵 안에 종이나 알코올을 넣어 불을 붙여 일순(一瞬)에 피부에 부착하면 그 즉시 불은 꺼지면서 용기 안은 진공이 되어 피부에 착 달라붙는다. 조금도 뜨겁거나 아프지 않으며 척추를 따라 여러 개를 붙여 나가면 기분이 상쾌하여 잠이 소르르 오기도 한다.

종래의 부항은 침의 보조수단으로 환부에 침을 쪼아 부항을 붙여 피를 뽑는 방법이었는데, 이를 습항법(濕缸法) 또는 사혈(瀉血)요법이라 한다. 네거티브 요법은 침술과는 달리 피를 한 방울도 뽑지 않고 신체의 요소요소에 음압(陰壓)충격만을 주어 그 자극으로 체내 가스 교환, 모세혈관 청소, 혈액순환, 대사촉진 등에 의하여 물리적인 정혈작용을 하는 방법인데, 이 방법을 건항법(乾缸法)이라고 하여 비관혈(非觀血) 요법이라고도 한다.

네거티브 요법은 전문가가 아니라도 누구나 손쉽게 할 수 있어 요즘 가정요법으로 널리 보급되었고, 외국에서 더욱 각광을 받고 있는데 부작용이 없는 것이 특징이다. 이 요법에는 부항으로 마사지하는 주항법(走缸法)도 있는데, 군살을 빼고 주름살을 없애는 효과가 있어 물리적인 미용법으로도 매우 좋다.

처음 부항을 붙인 자리에는 일시적인 색소반응(色素反應)이 나타나는데 그 반응을 보고 내부질환이 있는지 진단도 한다. 건강한 사람은 색소반응이 잘 안 나타나나 질병이 있는 환부의 표면에서는 흑자색의 짙은 반응이 나타난다.

이 요법은 혈관장애나 염증성 질환에 효과가 있지만 특히 고혈압, 부인병, 간염, 위염, 폐렴, 늑막염, 관절염, 두드러기 등에 탁월한 효과가 있다. 간경변이나 위암 같은 경우도 환부일대에 부항치료를 계속하면 딱딱했던 부위가 말랑말랑해질 정도로 호전되기도 한다.

병이 있는 곳은 반드시 혈액순환이 잘 안 되기 때문에 거기에 신구혈액을 교환하는 물리적인 작용이 계속되면 회복되는 것이다. 고혈압이나 간염의 경우 대개 한 달 정도면 완치되는 예가 많고, 신경통이나 두드러기는 즉각적인 효과도 있다.

그의 기전(機轉)을 살펴보면 현대병은 대부분 몸의 자연성의 상실에서 비롯되는데, 일상생활에서 자연식을 하면 몸의 자연성을 회복하게 되어 태반의 성인병을 예방할 수 있으나 일단 병이 생겼을 때는 자연식만으로 금방 치유효과를 기대하기는 어렵다. 그럴 때 물리적인 정혈요법으로써 부항으로 하는 네거티브 요법을 자연식과 병용하면 뚜렷한 효과가 나타나기 시작한다.

문명은 양(+)이고 자연은 음(-)에 해당한다. 현대인은 양에 너무 치우치는 생활을 하다 보니 과식, 과로, 과보호 속에서 질병을 얻고 있다. 이런 문명병을 치료하기 위해서 또다시 무엇을 보태는 치료법, 즉 포지티브(+) 요법은 무의미하고 오히려 몸 안에서 남아돌아가기 때문에 독소가 되는 잉여영양분을 효과적으로 제거하여 전신을 보링하는, 즉 자연치유력을 북돋워주는 네거티브(-) 요법이 효과가 있는 것이다.

부항의 역사

부항은 선사시대의 동굴벽화에도 나오고, 기원전부터 한반도가 발상지로 추정하는데, 이러한 원초적인 방법이 문명생활에서 격증하는 각종 성인병 대책에 새로운 돌파구가 되는 자연의학으로 각광받고 있다. 부항이야말로 인류건강을 위한 알파이고 오메가라고 할 수 있다.

부항을 중국에서는 바훠관(拔火罐), 일본에서는 스이타마(吸玉), 영국과 미국에서는 커핑글라스(cupping glass), 독일에서는 슈레프코프(Sohropf-Kopf), 프랑스에서는 방투즈(Ventouse), 러시아에서는 반카라고 부른다. 세계 각국에서 널리 사용하는 부항용기들이 아직도 원시성을 탈피하지 못하고 있는데, 한국에서 개발한 동의부항기는 세계에서 최초로 고안한 가장 완벽한 것으로서 부항 종주국의 면모를 과시하였다.

의(醫)의 글자 뜻은 바로 부항을 뜻하는데, 옛날에는 무당(巫)이 의술을 주관하여 몸 안에 침입한 나쁜 기운을 살(矢)이나 돌촉으로 환부를 터뜨리고(殳) 부항단지(匚)를 붙여 악혈을 뽑아 마귀를 쫓는다는 뜻이어서 의(醫)의 옛글자는 毉이고 그 후 무(巫)자가 유(酉)자로 바뀐 것은 알코올을 사용한 부항을 붙이게 된 의술 변천의 역사를 말해주는 것이다.

히포크라테스도 부항을 애용했다는 기록이 있고 그리스 시대에는 부항과 메스가 의사의 상징이 되었다. 나폴레옹도 위통치료에 이를 애용했고, 현재는 중국에서 맨발의 의사(赤脚醫生)들이 건강을 위하여 집단적·대대적으로 활용한다. 일본과 독일에서도 요즈음 적극 권장하는 자연요법이기도 하다. 이에 대한 연구는 한국에서 내가 새로운 이론체계로 정립한 것이 네거티브 요법이다.

고대의술의 재발견

나는 20대 황금기를 병약한 속에서 골골거리며 암담한 세월을 보냈다. 원래 알레르기 체질로 천식에 관절염, 위궤양, 좌골신경통, 치질 등 갖가지 병을 번갈아 앓으면서 어느 해 겨울에는 심한 기관지염에 폐렴, 늑막염까지 속발(續發)하여 사경을 헤맨 때도 있었고, 한 가지 병이 좀 나았나 싶으면 또 다른 병이 잇달아 찾아와 연중 병고에 신음하면서 좌절에서 헤어나지 못하고 있었다.

평소에 몸에 좋다는 약이나 보약을 늘 복용했지만 약은 본래 그때그때 응급적인 치료효과는 있어도 체질을 좋게 하는 것은 아니므로 계속 투약하면 약효를 감소시킬뿐더러 부작용을 수반하여 도리어 질병의 악순환, 고질화를 초래했다.

내가 자란 때는 일제의 전시체제 아래에서 식량이 부족한 배급시대에 속하지만 가정적으로는 부유한 환경이어서 일반에서는 구경하기 힘든 설탕, 우유, 달걀, 육류, 보약 등을 많이 먹고 자랐다.

성장기의 그러한 미식(美食) 습관과 과보호가 편식 습관을 갖게 했고 도리어 질병에 약한 선병질(腺病質), 삼출성(滲出性) 체질이 된 가장 큰 원인이었다.

요즘 청소년들이 대부분 체구는 크지만 알레르기 체질이 많은 것도 따지고 보면 우유, 달걀, 설탕, 약물 등을 성장기 어린이에게 많이 먹인 결과가 아닌가 생각한다.

알레르기 체질은 암을 유발하는 조건도 되는데 암이 격증하는 데에도 자신들의 식생활을 한 번 반성해볼 필요가 있다.

나의 가계(家系)에서는 부친은 고혈압, 모친은 위암으로 돌아가셨는데, 그러한 환경에서 나 또한 천식으로 고생하던 시절에 우연히 어느 노인한테 옛날의 부항요법을 소개받고 그 방법으로 완치하게 되었다. 그러한 자연요법의 신비한 효험을 체험한 것이 그 후 고대의술에 관심을 갖게 된 동기가 되었다.

과거 속에 묻혀 가는 선인들의 치유방법 중에는 현대과학으로는 따를 수 없는 값진 것이 더러 남아 있는데, 그러한 유산을 발굴하여 현대생활에 재현해보겠다는 집념에서 자연요법에 전념하게 되었다. 그러한 결과로 지금은 질병이라는 것을 모르고, 나이가 많지만 정신적·육체적으로 20대에 조금도 뒤지지 않을 정력과 건강을 지니고 있다.

현미, 채식과 부항요법을 일상화하는 우리 가족은 치과 외에는 병원이나 약국 신세를 져본 일이 없으며, 어린이에게는 예방접종 같은 것은 일절 안 하지만 질병을 모르고 건강하게 자라고 있다.

그 점에서 누구보다도 복 받은 가정이 되었다고 자부하는데, 그 까닭이 일병식재(一病息災)라는 뜻과 같이 내가 청소년기에 한 가지 병을 고치려고 노력하면서 거기서 터득한 자연건강 원리에 힘입은 것이다.

반대의 경우 무병단명(無病短命)이라는 말이 있는데, 평소에 병이 없는 것만을 자랑하고 무리(無理)를 일삼으며 건강을 소홀히 한 사람이 하룻밤 사이에 갑자기 심장마비 등으로 요절(夭折)하는 예도 많은 것이다.

그러고 보면 사람은 어떤 나쁜 병에 걸리거나 재난을 당했을 때라도 대상을 두려워하고 절망하기에 앞서 자신의 생활을 반성하며 질병에서 배우고 무엇인가 깨달음이 있으면 반드시 길이 있고 전화위복의 계기가 될 수도 있다.

질병현상은 나를 이유 없이 괴롭히는 외적의 침입이 아니라 왜곡되고 부자연한 생활을 바로잡도록 경고하는 신호이며 자연의 신비로운 메시지 같은 것이다. 때늦기 전에 감사하는 마음으로 자연에 순응하는 생활을 하면 질병은 감히 범접할 수 없게 된다.

그러한 자연건강의 원리를 널리 알리고 싶은 마음에서 그간 주위에서 만성병으로 고생하는 분을 만나면 자연식을 권하고 손쉬운 가정요법으로 네거티브 요법을 가르쳐주었다. 그러한 방법으로 기적 같은 일이 많이 일어나고, 이러한 쉽고 간단한 방법으로 고질병에서 거뜬히 나은 사람들이 서로 권하고 전하여 십여 년 동안 수만 명이 나를 찾아와서 네거티브 요법을 전수받아 애용하는 가족이 되었다.

그중에는 암 말기의 중증(重症)으로 도저히 회생 가망이 없어 보였던 분이 기적적으로 치유된 후 네거티브 요법을 널리 알리는 것이 재생에 대한 보답이라고 만나는 자리마다 자신의 체험을 간증(干證)하는 분도 있다.

부항의 역사는 참으로 오래되었지만 이를 실용화하여 네거티브 요법이라는 이름으로 가정요법으로 보급하기 시작한 것은 얼마 되지 않았다.

따라서 아직도 이 방법을 모르는 사람이 많고, 부항이라고 하면 으레 환부 등에서 악혈(惡血)이나 고름을 뽑는 따위의 재래적인 침술의 보조수단으로 여기는데, 사실은 피를 한 방울도 뽑지 않고 전신의 요소에 음압 충격을 주어 자연치유력을 부활시키는 방법이다. 여기에는 전문가가 따로 없고 누구나 손쉽게 할 수 있을뿐더러 효과가 확실하여 현대인의 만성병 치료와 예방에 가장 알맞은 건강법이라 할 수 있다.

따라서 부항이야말로 인류가 최초에 질병에서 벗어나기 위해서 생각해낸 원점(原點)의학인 동시에 격증하는 공해시대에 성인병 대책으로 다시 각광받을 수 있는 마지막 정혈요법, 즉 종점(終點)의학이라고 할 수 있다.

피를 맑게 하는 부항 원리

피부의 표면적은 보통 성인이 약 1.6m² 정도다. 이 피부가 허파의 숨쉬기처럼 숨을 쉬고 있다지만 그처럼 많은 산소를 공급하는 것이 아니고, 오히려 못 쓰게 된 지방 찌꺼기나 약한 산성인 땀 또는 가스를 내보내는 것이 주된 일이다.

그런 일은 땀샘(한선 : 汗腺)과 기름샘(지선 : 脂腺)을 통해서 이루어지는데, 땀샘에는 작은땀샘과 큰땀샘이 있다. 작은땀샘은 피부 표면에 약 200만 개나 있어 수소지수(水素指數 : 산성의 원인이 되는 수소 이온의 농도. 순수한 물인 경우 중성은 7이고, 7 이하로 내려갈 때는 산성이며 7 이상으로 올라갈 때는 알칼리성이 된다)가 4.5~6.5의 약한 산성인 보통의 땀을 내보내면서 항상 몸 안의 가스를 발산하여 허파 숨쉬기에서 다 하지 못한 이산화탄소 등 몸 안의 해로운 가스를 내보낸다.

벼룩이나 모기가 사람 몸에 모여드는 것은 이 작은땀샘에서 늘 내보내는 가스 냄새를 맡기 때문이라고 한다. 동물들이 사람의 냄새를 아는 것도 마찬가지다.

이런 구실을 하는 피부의 표면은 항상 760밀리바(millibar, 1기압이 760밀리바) 안팎의 기압으로 싸여 있다. 피부 표면의 일부에서 이 760밀리바 안팎의 기압을 없애면 진공상태가 되어 몸 안의 세포 조직에 쌓인 못 쓰게 된 찌꺼기나 가스가 피부 표면으로 나오게 된다.

이 원리가 허파 숨쉬기에서 이루어지는 가스 교환 원리와 똑같이 피를 맑게 하는 부항 원리다. 허파의 숨쉬기 원리와 같이 아주 평범한 원리이지만 위대한 원리다.

호흡의 정혈 원리

동양에서나 서양에서나 오랜 옛날부터 치료하는 데 써온 부항요법 원리는 사람의 폐에서 가스를 교환하여 피를 맑게 하는 원리와 같다.

호흡으로 피를 맑게 하는 원리는 가장 평범한 방법이지만 영원히 변하지 않는다. 평범한 일이야말로 그 속에 위대한 진리가 있다는 것을 잊어서는 안 된다.

사람들은 아득한 태곳적부터 살아오면서 이 평범한 숨쉬기로 수소지수의 항상성(恒常性)을 유지해 오고 있다. 사람 몸의 체액은 7.3~7.5의 약알칼리성을 유지하고 있는데 병적 상태가 되면 산성체질이 되고 그러면서도 병이 있는 부위는 강알칼리상태, 즉 병적 알칼로이드로 나타난다.

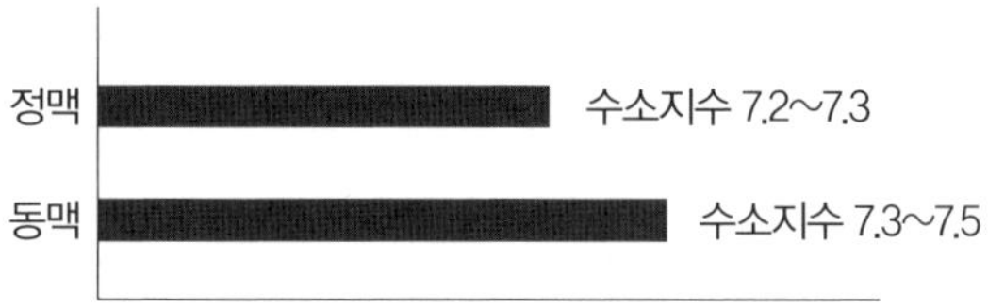

가스 교환으로 인한 피의 수소지수(pH) 변화

정맥을 흐르는 피는 7.2~7.3이고 동맥의 피는 7.3~7.5가 되는데 숨쉬기로 7.2~7.3인 정맥의 피를 수소지수 7.3~7.5인 동맥의 피로 맑게 해서 목숨을 이어가는 것이다.

위의 도표에서 보는 것처럼 수소지수의 차이는 겨우 0.2~0.3이지만 이것이 목숨을 이어가는 원동력이다. 만일 이 작용이 없으면 몸 안의 병을 고치는 힘도 생기지 않고 수술 같은 것을 해도 소용없다.

숨쉬기는 사람이 일부러 하고 싶어서 하는 것이 아니다. 태어나서 죽을 때까지 본능적으로 하는 것으로 이 숨쉬기가 멎으면 금방 피 속에 산소가 모자라 동맥의 수소지수가 무너져 죽게 된다. 그와 같이 극히 평범하지만 숨쉬기로 피를 맑게 하는 일이야

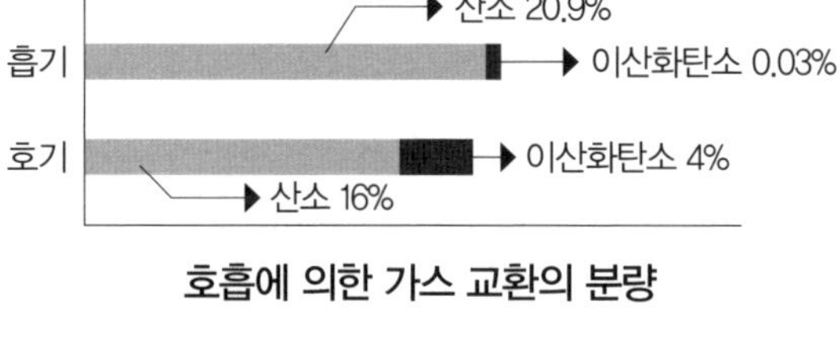

호흡에 의한 가스 교환의 분량

말로 몸 안의 병을 고치는 힘을 주는 가장 좋은 방법이다.

앞 도표는 숨쉬기에 의한 가스 교환의 분량인데 흡기(吸氣)에는 산소의 분량이 20.9%, 호기(呼氣)에는 16% 들어 있어서 흡기의 산소보다 호기의 산소가 약 4% 줄어 있다.

한편 이산화탄소(탄산가스)는 흡기에 0.03%였는데 호기에는 4%로 불어나 있다. 이 사실은 숨쉬기에 의해서 피 속의 이산화탄소를 뺏고 반대로 산소를 공급하여 피의 pH를 어느 정도 알칼리 쪽으로 유지한다는 것이다. 이 작용이 없다면 살수 없으므로 숨쉬기야말로 살아가는 데 절대조건이다.

이와 같이 아주 평범하면서 살아가는 데에 크나큰 힘이 되는 것이 숨쉬기다. 숨쉬기에 의한 가스 교환은 폐포(肺胞 : 숨관이 폐 속에 들어가 잘게 갈라진 맨 끝의 주머니 모양인 부분. 그 둘레에 모세혈관이 무수히 얽혀 피 속의 탄산가스를 폐포 속으로 쏟아넣고 폐포 속의 산소를 취한다. 폐포의 지름은 0.15~0.13mm. 사람의 폐포수는 4억 4,400만 개다)에서 이루어진다.

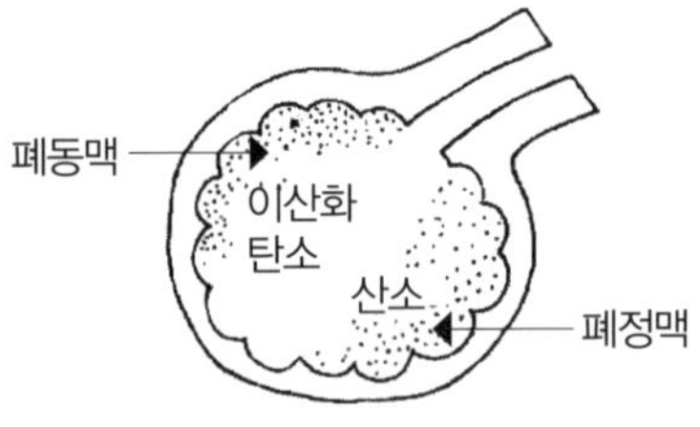

폐포의 가스 교환

앞 그림과 같이 폐동맥에서 보낸 피 속의 이산화탄소의 압력이 폐포의 안보다 높기 때문에 폐포막을 뚫고 폐포 속으로 들어간다.

한편 흡기로 폐포 안에 들어온 산소의 압력은 폐정맥 안보다 높기 때문에 폐포막을 뚫고 폐정맥으로 빨려 들어간다.

이와 같이 피 속의 이산화탄소(탄산가스)와 산소가 교환됨으로써 피가 맑아지는 구조로 되어 있다.

이 구조 원리를 따라 피부 표면에서 물리적으로 공기의 압력 차이를 이용하여 몸 안의 액체에서 더러워진 가스를 몸 밖으로 뽑아내어 피를 맑게 하는 것이 예로부터 널리 써온 부항 원리의 특징이다.

부항의 놀라운 효과

나폴레옹 사진 가운데 오른손을 가슴에 대고 심각한 표정으로 멀리 응시하는 것이 있다. 상승의 전략을 구상하는 정복자의 멋진 폼으로 보이지만 실은 나폴레옹은 평소에 심한 위통으로 그 아픔을 참기 위해 무의식적으로 손을 늘 가슴에 올려놓고 있었다.

나폴레옹 가계에는 암환자가 많았다고 하는데, 그의 마지막 사인(死因)도 위암으로 추정한다. 그는 평소에 통증이 심할 때 시의(侍醫)에게 국소에 커핑(부항)을 했다는 기록이 있다. 18세기 유럽에서는 부항요법이 건강회춘법으로 매우 성행했고, 1880년에 프랑스가 외국에서 수입한 유리제품의 커핑글라스가 무려 4,500만 개에 이른 적도 있었다고 한다.

독일 하이델베르크 의과대학병원에서는 지금도 커핑요법을 만성병 치료에 많이 활용하는데 그 1회 시술료는 약값보다도 훨씬 비싸게 받는다.

커핑요법(네거티브 요법)의 효과는 무엇보다도 정혈작용인데 체내의 병적인 혈구 어혈(병든 피) 또는 산독화한 노폐혈액을 강력한 흡인력으로 피하에 끌어내서 분해, 청소하여 자가혈청 또는 단백체로 재생하여 정혈(淨血)하는 요법이다.

노폐혈액이라도 자기 피를 한 방울도 소실하지 않고 재생하는데 의미가 있으며, 피부 표면을 강력하게 흡압(吸壓)하여 막힌 각 모세혈관과 기공(氣孔)을 열어주어 체내에 정체해 있는 유해독소를 체외로 배출시키고 체세포에는 신선한 산소로 가스를 교환하여 전신의 혈액순환을 촉진하는 것이다.

혈액의 기능이야말로 생명활동의 기본이라고 할 수 있는데, 부항요법의 특징은 다음에 소개한다.

부항요법의 특징

① **혈액정화** 건강한 혈액은 pH가 7.3~7.5의 약알칼리성을 유지해야 하는데 이 요법을 계속하면 노폐혈액을 정화하고 혈중의 칼슘분을 증가시켜 혈액의 약알칼리 상태를 유지한다.

② **체세포의 활성화** 정화된 신선한 혈액이 체내에 고루 순환하게 됨으로써 세포의 활약이 왕성해지고 영양이 세포막을 침투하기 때문에 세포는 더욱 활성화하고 신진대사가 활발해진다. 또 호르몬 분비도 왕성해져 노화가 방지될 뿐더러 모세혈관과 피부기능을 강화시켜 육체적인 젊음을 유지할 수 있게 한다.

③ **자연치유력의 향상** 체내의 가스 교환과 신구 혈액을 교체함으로써 자연치유력을 부활, 향상시킨다. 혈액의 기능이 저

하된 상태에서는 아무리 영양식이나 녹용, 인삼 등 보약을 먹어도 도움이 되지 않고 도리어 부담만 될 뿐이다. 부항은 생명에 내재한 자연치유력을 가장 효과적으로 자극하는 손쉬운 물리요법이다.

④ **쾌식, 쾌통, 쾌면** 복부와 척추에 대한 물리적인 흡압 충격은 소화기능을 촉진하고, 배변을 잘 되게 하며, 신경을 안정시키는 작용을 하여 쾌식, 쾌통, 쾌면의 건강의 3대 조건을 충족시킨다. 피로해소, 스트레스 해소에도 즉각적인 효과가 있다.

⑤ **통증제거** 치통, 신경통, 근육통의 동통(疼痛)이 즉각적으로 해소되고 진해, 제담, 해열, 소염효과도 있어 응급할 때 가장 부작용 없는 무약 대증요법이 된다.

⑥ **해독기능** 피부 표면을 통한 흡압 충격은 체내독소를 체외로 배설시킬 뿐만 아니라 체내에서의 해독, 여과, 중화 기능을 강화해 특히 간장, 신장 질환에 특효가 있다. 각종 중독(알코올, 약물, 연탄가스 등) 증상에도 효과가 매우 좋다.

⑦ **체질개선** 이 요법의 종합적인 작용은 병적 체질을 근본적으로 개선하여 질병을 자연 소멸시키고, 허약체질을 저항력이 있는 건강체질로 만들며, 건강체질에게는 모든 질병에 대한 예방과 양생이 되게 한다. 천식, 두드러기를 유발하는 알레르기 체질도 3개월이면 개선된다.

⑧ **효과가 확실하고 방법이 간단** 이 요법은 침, 뜸, 지압처럼 전문적인 기술이 필요없고 부작용이나 금기 장소가 따로 없어서 누구나 안심하고 할 수 있고 효과가 확실하다. 효과가 가장 빠르고 확실한 것은 신경통, 요통, 견비통, 고혈압, 동맥경화, 간염, 신염, 피부병, 산후통 등인데 대개 1개월이면 완치된다.

⑨ **질병 진단** 이 요법의 특징으로서 부항으로 흡압한 자리에 색소반응(어혈반점)이 나타나게 되는데, 건강한 사람은 잘 나타나지 않고 질병이 있을 때 많이 나타난다. 색소반응의 부위와 나타나는 농도에 따라 병소부를 판단할 수 있다. 특히 등 쪽의 방광경에 나타나는 색소반응을 보고 오장육부의 어느 곳에 이상이 있는지 여실히 알 수 있다.

색소반응의 색깔은 담홍색에서 자색, 흑자색까지 혈액의 오염도나 병의 상태에 따라 짙게 나오게 마련인데 며칠 안에 반드시 소멸된다. 건강한 사람일수록 안 나오거나 옅게 나오고, 병이 심할수록 짙게 나오고 오래 남아 있으나 1주일 전후해서 완전히 소멸한다. 동일한 장소에 계속 흡압하면 대개 1개월 전후해서 색소반응이 전혀 안 나오게 되는데 전신에서 반응이 나오지 않을 때는 몸이 깨끗이 보링되어 일단 치료효과가 달성된 것이다.

처음 치료하는 사람은 심한 색소반응에 놀라 꺼리기도 하지만 실은 그러한 색소반응은 자신의 체내에 있는 독소를 그만큼 제거하는 것이니 환영해야 할 일이고 그 즉시 상쾌함을 체험할 수 있다. 색소반응이 많이 나올 때는 소변색도 탁하고 냄새가 심한 경우도 있는데 그만큼 체내독소가 소변으로 배설된 증거이며 건강이 호전됨에 따라 색소도 맑아진다. 고질병이나 중환자의 경우, 병소부에 연관된 피부 표면에서 색소반응 외에 수포(물집)반응이 나오는 일도 있는데, 수포는 아무데서나 나오지 않고 반드시 체내어혈이 많고 심한 이상이 있을 때에만 나온다. 수포반응이 한 번 있은 후부터 병세가 호전되는 예가 많은데 중풍, 폐결핵, 기관지천식 환자에게서 그런 예가 종종 있었다. 이를 어혈 발포(發疱)요법이라고도 한다.

네거티브 요법의 진단법

등에 나타난 색소반응을 보고 오장육부의 어느 곳에 이상이 있는지 알 수 있는 것이 네거티브 요법의 진단법이다.

부항을 붙인 피부 표면에 나타나는 색소반응은 병을 진단하고 치료하는 것과 매우 밀접한 관계가 있다.

색소반응에 따른 진단법

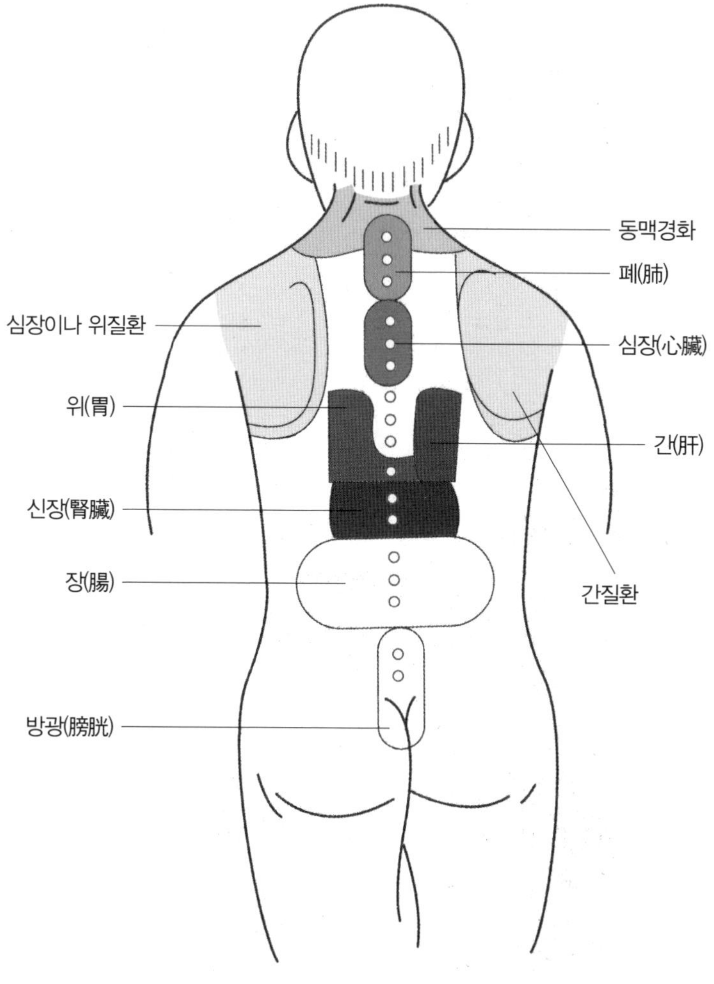

네거티브 요법의 치료법

《가정에서의 간호의 비결》(쓰키타 다키치(築田多吉) 지음)은 일본에서 60여 년 전에 처음 발행된 책으로, 가정요법의 성서처럼 되어 있는 '아카홍'으로 유명한데, 초판 이래 한 번도 광고를 내지 않고 60여 년 동안 무려 1,000만 부 이상 발행기록을 낸, 이색적인 장기 베스트셀러가 된 책이다.

저자는 96세까지 장수하다가 몇 해 전에 타계했지만 어린 시절에는 남달리 병약한 체질이었다. 스스로 노력하여 건강체가 된 후에 뜻을 세우고 간호병을 지원하여 수십 년에 걸쳐 수많은 병상자를 돌보면서 각종 치료법을 집대성하여 기록한 것이다. 오랜 경험에서 생명 본연의 모습을 파악한 현대의 이인(異人)이라 할 만하다.

내용은 동서고금의 건강법을 비롯하여 각종 민간요법, 난치병, 불치병에 대한 희한한 비방(秘方)을 수록했는데, 그대로 실천해보면 반드시 효과가 있고 어느 것 하나 버릴 것이 없는 값진 체험담으로 만성병 환자에게는 복음이 될 만하다.

나도 60여 년 전에 투병생활을 하면서 그 책을 읽고 자연요법의 신비를 체험한 뒤 부항요법을 연구하면서 약 만능(萬能)과 병원에만 의존하는 현대인에게 꼭 읽어보라고 권하는 책이다. 우리나라에서도 일본책을 취급하는 서점에서 구해볼 수 있다.

이 책에서는 부항요법을 어혈흡압요법이라 하여 치료법과 효능을 상세히 설명하고 있다. 그 내용을 간추려 보면 다음과 같다.

"어떠한 만성병에도 유효하지만 특히 뇌졸중의 반신불수, 동맥경화, 부인병, 만성 위장병, 폐결핵, 신경통, 늑막염, 맹장염, 복막염, 치질, 각기병 등에 놀랄 만한 효과가 있다. 깨끗한 피가 전신을 잘 돌면 외부에서 어떠한 병균도 침범하지 못하는 것이다.

만성병의 주원인도 대부분 어혈이기 때문에 치료의 열쇠는 무엇보다도 정혈에 있다. 요법은 신체 내부의 울혈(鬱血)을 진공력으로 흡인, 피부 표층으로 유인해서 잔재혈관의 배설작용에 의해 어혈과 독소를 소변으로 배출시켜 혈액을 정화하기 때문에 혈액의 힘으로 모든 병을 낫게 하는 작용을 한다.

부항은 기구만 준비하면 가정에서도 간단히 할 수 있는데 매일 1회씩 실행하면 누구나 그 효험에 깜짝 놀라게 된다. 이 방법으로 동맥경화는 2개월, 뇌졸중 후의 반신불수도 3개월이면 십중팔구는 완치된다."

이상과 같은 내용의 이 요법이 '아카홍'에 소개된 후 일본에서는 가정요법으로 폭발적인 붐을 이루는 계기가 되었다.

부항법의 종류

습항법(濕缸法)

습관법(濕罐法) 또는 사혈(瀉血)요법이라고도 하는데, 재래식 부항요법은 대부분 이 방법을 말한다. 침술의 보조수단으로, 환부를 침으로 쪼아 그 위에 부항을 붙여 피를 뽑아내는 요법인데, 타박상이나 뇌졸중 같은 급성질환에 응급적인 치료법으로 속효(速效)를 볼 수도 있으나 경락(經絡)의 이치에 통달한 전문가라면 몰라도 일반인에게는 권할 만한 방법이 아니다. 흔히 한증막에서 부인들이 피를 뽑는 부항요법을 하는 경우가 있는데 이는 위험한 일이다.

요즘 습항법인 사혈요법을 만병통치인 양 주장하며 선전하는 사람도 있는데, 이는 매우 위험하고 무책임한 상업주의에 불과하다. 한의사나 침구사가 아닌 사람이 할 때는 의료법 위반이 된다.

습항법의 기구로는 펌프식으로 된 흡각기(吸角器 : 공기를 빼내게 된 흡인기)를 사용하는데, 환부에 한두 개 붙인다. 지금 시중에 나도는 펌프식 부항은 모두 플라스틱 화학수지로 만든 것으로, 다이옥신 같은 환경호르몬이 검출되어 선진국에서는 사용을 규제하고 있다. 게다가 소독한다고 물에 팔팔 끓이는 것은 매우 위험하다.

건항법(乾缸法) : 네거티브 요법

건관법(乾罐法)이라고도 하며, 이 책에서 권장하는 동의부항기로 하는 네거티브 요법은 바로 이 건항법을 말한다. 피를 한 방울도 뽑지 않고 몸의 급소에 네거티브 충격만을 주는 요법으로, 전문가가 아니라도 누구나 안심하고 할 수 있다. 질병별 국소요법보다는 체질개선을 위한 전체요법을 중요시하며 동시에 20~30개의 부항기를 전신에 붙여 나간다.

시술에는 꼭 동의(東醫)부항기를 사용하되 동의부항기가 없을 때는 유리 술잔으로 대용(代用)할 수도 있다. 펌프식 흡각기로는 압력이 약하고 고르지 못하여 한 군데서 피를 뽑는 습항법으로는 쓸 수 있지만 동시에 수십 군데에 붙이는 네거티브 요법은 되지 못한다.

주항법(走缸法)

건항법의 한 방법으로 부항 마사지법이라고도 한다. 중국에서는 주관법이라 하여 마비, 근육위축, 근육통증, 불면증, 소화불량증 등에 많이 쓰인다.

몸에 털이 많은 곳에는 로션을 충분히 바르고 하면 피부가 튼튼해지고 군살이 빠지며, 얼굴에 매일 바르면 주름살도 펴진다. 이 마사지법은 어디가 아플 때만이 아니라 보건이나 미용에 효과가 크므로 운동선수나 특히 여성들이 사용할 만한 방법이다.

주의_ 시술 부위나 온몸에 로션을 충분히 바르면 침대나 이부자리가 더러워지므로 목욕용 수건을 준비해 깔고 한 장은 시술부위 위에 덮는다. 시술 후에 로션을 닦아내야 하는데 사람에 따라서는 목욕탕에 가서 비누로 깨끗이 씻어야 하는 경우 목욕 준비를 해두어야 한다. 시술하는 사람은 손가락을 깨끗이 씻고 손톱을 짧게 깎아야 한다. 방 안 온도는 일정하게 섭씨 20도, 습도는 50% 정도면 된다.

수포요법(水疱療法) 또는 어혈 발포요법(瘀血 發泡療法)

환부 또는 환부와 관계되는 경혈(經穴)점에 부항기를 흡착하여 30~40분 이상 강자극으로 붙여두면 어혈이 있는 곳에서는 반드시 물집반응이 생기기 때문에 이를 수포요법 또는 어혈 발포요법이라고 한다.

어혈은 묵은 피, 더러워진 피, 병든 피로, 한의학에서는 만병의 원인이라고 한다. 정혈(淨血)이 되면 모든 병이 일단 나아지는 계기가 된다.

수포현상은 화상 입은 것처럼 피부 표면이 부풀어 오른 물집인데 이쑤시개로 살짝 찔러 수포액을 뽑아낸다. 그 내용물은 불그스름한 액체형, 거품형, 끈적끈적한 젤리형, 하얀 비지형, 피고름형, 거머리 같은 혈병(血餠)형 등 갖가지 형태인데, 체내불순물이 빠져나오기도 한다. 이때 고약한 냄새가 나기도 하고 소변색이 탁하기도 하지만 체내독소가 빠져나가는 일시적인 현상이므로 걱정하지 않아도 된다.

그렇게 매일 또는 2~3일 간격으로 계속 수포를 뽑아내면 중증의 질환도 한결 호전된다. 수포액은 강알칼리성의 체내 독수(毒水)로 한 달 정도에 걸쳐 수포가 안 나올 때까지 계속하면 중증의 만성질환이나 난치병에도 효과가 있다. 그런 것이 배출되고 나면 때로는 고질적인 암종양 덩어리가 빠져나오기도 하고 몸이 개운해지면서 신기할 정도로 자연치유된다.

다만 중증환자라도 항암제, 방사선 치료를 받았거나 극도의 빈혈상태에서는 말초혈액공간이 막혀 있으면 처음에는 반응이 안 나타나지만 계속하면 말초혈액공간이 열리면서 차차 수포반응이 나타나게 된다.

수포반응이 있는 환부에는 일절 소독할 필요가 없다. 수포 난

자국은 따고 나면 처음에는 까만 딱지가 생겨 흉터처럼 남으나 시간이 경과하면 딱지가 떨어지고 정상피부처럼 차츰 회복된다.

수포현상을 모르면 흔히 화상 입은 것으로 오인하는 경우도 있는데, 부항을 붙인 자리의 수포현상은 화상 자리와는 전혀 다른 호전반응으로 걱정하지 않아도 된다.

수포요법을 할 수 있는 주요 장기부위

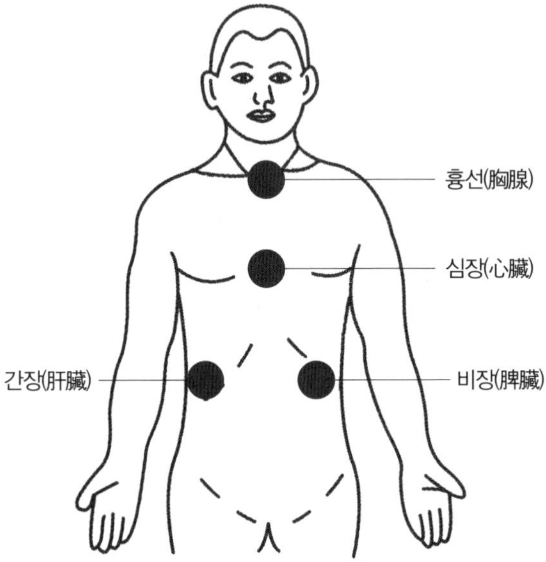

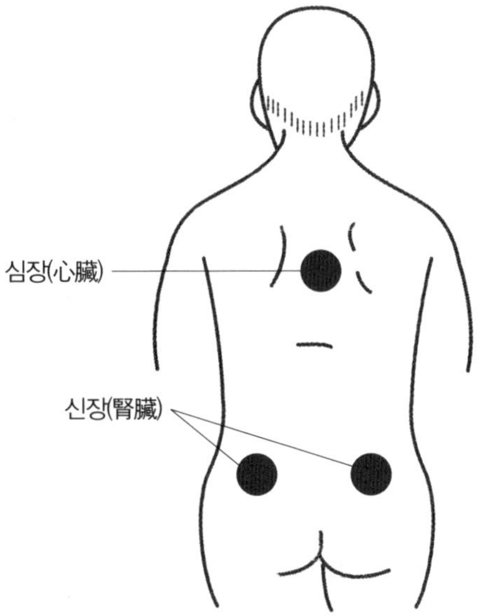

수포요법을 할 수 있는 주요 경혈점

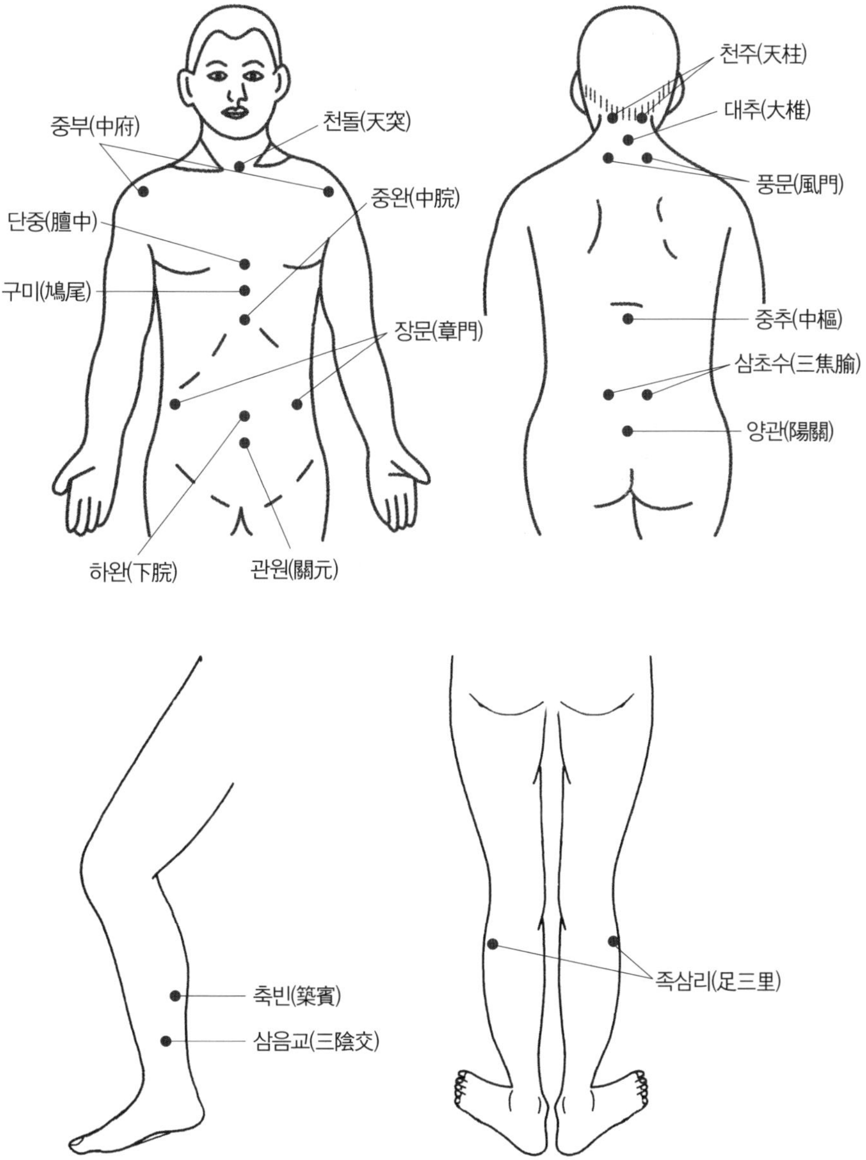

부항법을 사용하는 순서

시술방법

1 분무기에 알코올(95% 이상 순도)을 넣어 부항컵 내부에 2~3번 뿌려준다.

2 알코올을 적신 부항컵은 입구가 바닥으로 향하게 놓고 1분 정도 놔둔 다음 부항컵 입구부분(투명한 안쪽)을 수건으로 닦아준다.

3 붙이고자 하는 피부에 로션을 발라준다.

4 알코올램프에 불을 붙여 옮겨 붙인다.

5 피부에 붙인 컵은 1~3분 정도 붙여 놔둔다.

주의_ 사용이 끝난 부항컵은 입구만 닦아서 입구가 위로 향하게 하여 보관한다. 몸에서 나온 노폐물과 알코올이 부항컵 안에 남아 있으면 다음날 사용할 때 알코올을 흡수하지 못해서 화상의 원인이 되므로 꼭 부항컵 입구를 위로 향하게 하여 보관해야 한다.

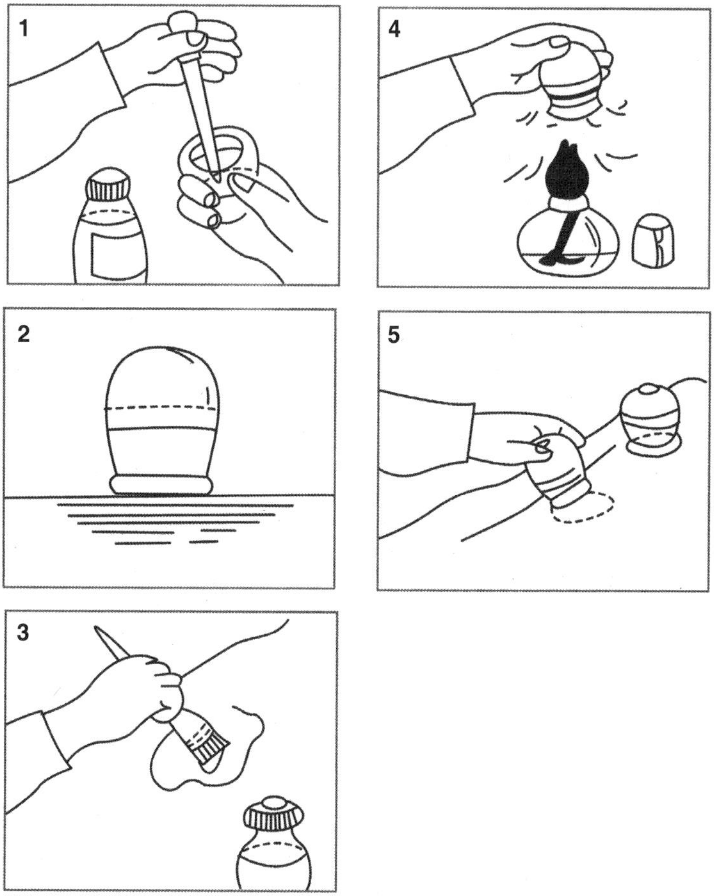

사용시 주의사항

1 부항컵 내부에 알코올을 뿌려주고 입구는 꼭 확인해서 닦아준다.

2 부항컵을 붙일 때는 수평으로 가서 붙여준다. 옆이나 위로 붙이면 뜨거울 수 있다.

3 인화물질인 알코올을 사용하기 때문에 어린이가 있는 곳에서는 각별히 주의해야 한다.

4 알코올램프가 불이 붙은 상태로 쓰러지면 위험하므로 부항을 사용할 때는 꼭 쟁반에 놓고 사용해야 한다.

5 부항컵 내부는 알코올을 흡수할 수 있게 원적외선 다공질 물질을 분말처리해서 내벽에 부착했는데, 처음에는 일시적으로 떨어질 수 있으나 불량은 아니다.

6 알코올과 불을 이용하기 때문에 따로 소독할 필요는 없고, 입구만 닦아서 보관하면 된다.

7 너무 장시간 피부에 붙여두면 피곤할 수 있으므로 10분은 넘기지 말아야 한다. 특히 노약자나 어린이는 짧게 해줘야 한다.

이상과 같은 요령으로 요소마다 흡착하는데, 치료법으로는 전체요법과 국소요법이 있다.

전체요법

전체요법은 등과 배에 하는데, 등에는 등뼈를 흐르는 중추신경을 따라 목뼈부터 허리뼈에 이르기까지 10개의 부항을 붙이고 난 다음에 다시 등뼈에서 한 치 양옆 방광경(자율신경계통)을 따라 위에서 밑으로 세 번 나누어 붙인다.

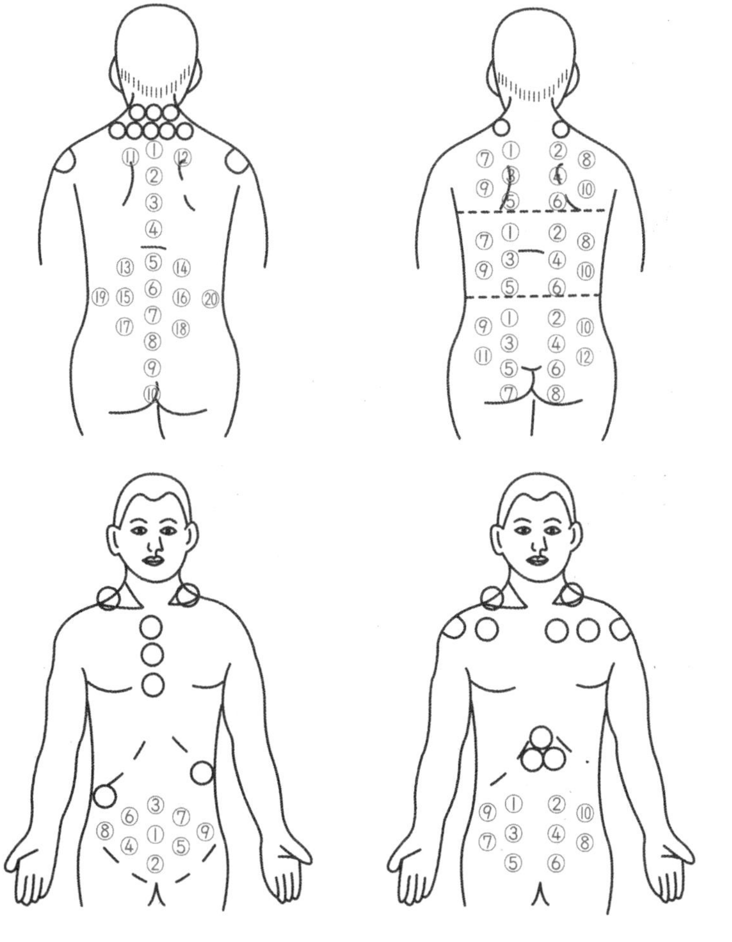

등 치료가 끝난 다음에 배 치료를 하는데, 처음에 배꼽을 중심으로 상하좌우로 5개를 붙이고 난 다음 다시 복부 양옆으로 밑에서 위로 8~9개를 붙인다. 가슴 위에도 5개를 붙인다. 붙이는 시간은 1분을 표준으로 하여 비만체나 고혈압 체질은 2~3분, 중환자나 어린이에게는 20~30초씩 붙이고 특별히 색소반응이 많이 나온 부위나 환부에는 반복해서 시술한다.

국소요법

국소요법은 환부를 중심으로 5~6개의 부항을 4~5분씩 강한 자극으로 반복해 시술한다.

동맥경화에는 배꼽 좌측에 흐르는 대동맥 부위와 목뒤, 가슴, 손바닥, 발바닥 등에 강한 자극을 주는 국소요법을 전체요법과 함께하고 반신불수일 때는 못 쓰는 쪽에 집중적으로 반복해 시술한다.

동의부항기의 특징

동의(東醫)라는 개념은 민족의학이라는 뜻에서 중국의 중의, 일본의 한의와도 구별되는 독자성을 가지고 있으며 부항(附缸)이라는 말은 상고 때부터 우리 겨레가 사용해온 고유 언어로 중국의 바훠관이나 일본의 흡각자(吸角子)보다 역사가 오래되었다.

17세기(1613년)에 발간된 허준의 《동의보감》에서 동의라는 개념은 당시 서의를 의식하기 전에 벌써 중국의 동방(東方)이라는 뜻에서 신토불이(身土不二)에 입각한 민족적 긍지와 독자 이상이 표명되어 있는 것이다.

동의부항기는 바로 이러한 선인의 정신을 계승하는 의미에서 옛것을 현대 속에 재현한, 외국에 없는 한국의 독자적이고 민족적인 작품임을 자부할 수 있다.

1 용기 내벽을 원적외선 방사 다공(多孔)물질로 화학 처리하여 점화용 액체 알코올을 기화시켜 순간의 폭발력을 이용하므로 흡인력이 매우 강하다. 평균 내압진공도 240mmHg ≒1/3기압

2 부항기의 내벽에는 원적외선 방사물질과 음이온 방사물질을 부착했는데, 원적외선 방사효과가 있어 발명특허를 취득했다.

3 알코올을 한번 점적하여 엎어 놓아두면 10여 회를 계속 점화, 사용할 수 있고 몇 시간 후에도 그대로 사용할 수 있다.

4 일본의 스이타마(吸玉), 중국의 바훠관(拔火罐), 영국이나 미국의 커핑글라스보다 사용이 간편하고 전동 진공펌프에서 얻을 수 없는 온열자극 효과를 아울러 얻을 수 있다.

5 제품이 아름답고 견고한 투명유리여서 시술 중에 색소반응을 수시로 검사할 수 있다.

6 도자기로 된 동의부항은 매우 우아하고 한국적인 멋을 살려 체격이 큰 외국인에게도 호평을 받고 있다.

부항이 왜 난치병 치료에 효과가 있나

과학적 근거

세계적인 혈액생리학자이며 장조혈설(腸造血說)로 유명한 모리시타 게이이치(森下敬一) 박사는 최근 발표한 말초혈액공간이론(末梢血液空間理論)에서 우리 몸에는 무수한 실핏줄이 돌고 있는데, 거기에는 하늘의 별만큼 무수한 틈새가 있어 그 용적을 모두 합하면 신진대사를 관장하는 인체 최대의 장기가 된다는 것이다.

그 틈새에는 사람마다 다른 발병원이 되는 갖가지 유해독소, 바이러스, 발암인자, 화학약제, 중금속, 배기가스 등이 축적되어 있는데, 피 한 방울을 채취, 검사하여 판독하면 병의 종류와 원인, 진행 상태는 물론 대처할 처방까지도 정확히 찾아낼 수 있다는 것이다.

그는 말초혈액공간에 쌓여 있는 협잡물(挾雜物)의 찌꺼기를 깨끗이 청소하고 제거하는 방법으로는 한국 전래의 부항이 최적임을 임상실험을 통해서 과학적으로 입증했다.

모리시타 박사의 자연의학 이론에서는 만성병 치료에 무엇보다도 정혈의 중요성을 강조했는데, 거기에는 부항이 가장 이상적 방법임을 인정한 것이다.

이는 다년간 부항을 연구하면서 평소 말기암을 비롯한 난치병 환자에게 부항을 권하고 실시한 결과 기적적으로 치유, 회생되는 사례가 많아서 그 치유기전과 혈액개선의 과학적 근거를 규명하고자 혈액생리학의 최고 권위자에게 연구 용역을 의뢰하고 긴밀하게 협력하여 이루어낸 값진 성과다.

모리시타 박사는 환자를 진료하면서 말초혈액공간을 촬영한 수천 장의 현미경 사진을 기초로 만든 방대한 임상데이터를 가지고 마침내 장조혈설(腸造血說)의 후속인 말초혈액공간이론이라는 혈액생리학에서의 전인미답(前人未踏)의 획기적인 새 지평을 연 것이다.

모리시타 박사가 직영하는 도쿄 중심에 있는 'お茶の水클리닉'에서는 동의부항을 정식으로 임상진료에 채택하여 높은 치료 효과를 올리고 있다.

말초혈액공간이론과 부항의 효과

모리시타 게이이치 박사(국제자연의학회 회장, 국제장수과학연구소 대표, お茶の水클리닉 병원장) 인터뷰

질문자 모치스키 사치코(의학평론가, Depol 사장, 건강카운슬러)

모치스키 박사님이 연구해 최근 발표한 말초혈액공간이론(末稍血液空間理論)이 학계의 큰 관심을 끌고 있는데 말초혈액공간이론에서 보는 부항의 효과에 대해서 설명해주시기 바랍니다.

모리스타 말초혈액공간이라는 말은 종래 알려지지 않은 새로운 개념으로 일반인은 물론 의학 전문가에게도 아직 생소한 개념입니다. 우리 몸에는 무수한 실핏줄이 전신을 휘감고 쉴 새 없이 순환하는데, 말초혈액, 말초 림프관과 조직세포 사이에는 틈새가 구성되고 여러 가지 생리적 기능이 수행되는 것을 발견하여 이를 말초혈액공간이라고 이름을 붙였습니다.

그 틈새에는 혈액세포, 적혈구, 백혈구, 림프구, 조직세포에서 분비되는 갖가지 분비액, 호르몬용 물질, 유기물질, 화학약제, 중

금속물질, 배기가스, 바이러스, 기타 온갖 체내 독소 등이 모여 들고 있습니다.

그런 실태를 생생하게 찍은 현미경 사진을 보면 알겠지만 정말 뜻밖의 것들이 갖가지 모양으로 나타나는데 누구나 깜짝 놀랄 만큼 협잡물이 많이 나타납니다.

예를 들면 우리가 지금 문제 삼는 공해물질, 즉 몸속에 침습하는 대기 중의 탄소계(炭素系) 공해물질인 자동차의 배기가스, 특히 디젤엔진에서 뿜어져 나온 연기 중에는 눈에 띄지 않는 미세한 부유인자(浮遊因子) 등이 존재하는데, 이를 흡입하고 내쉬기를 계속 되풀이하면 폐조직 등이 탄소계의 공해물질 덩어리가 되어 그 단편이 말초혈액공간에서 검출되는 것입니다.

모치스키 사람의 노화현상이나 발병 원인도 따지고 보면 말초혈액공간에 있는 폐기물과 관계가 있겠군요.

모리스타 그렇습니다. 식사요법을 제대로만 하면 내장의 기능이 정상적으로 되고 치유력이 생겨 각종 장기 안에서 잠자고 있는 폐기물질이나 체내 독소가 본체에서 떨어져 나와 말초혈액공간으로 배출되는 것이지요.

그러한 협잡물은 혈액 속의 효소에 의해 일단 분해, 처리되어 녹아 나오는데 미립자(微粒子)가 혈액을 통해 간장으로 보내져 처리되고 다시 장으로 이송되어 일부는 재흡수되기도 하고 대부분은 배출되는 순서를 거치게 됩니다.

모치스키 그러한 유해물질이 분해, 배출되지 않고 쌓이면 암 같은 병으로 된다고 볼 수 있겠습니까?

모리스타 그렇지요. 그러한 협잡물을 몸 안에 방치하면 발암의 원인이 됩니다. 폐 속에 그런 것이 5년이고 6년이고 축적되면 폐암으로까지 전이됩니다.

식사요법(현미 곡채식 위주)을 시작하여 6개월쯤 경과하면 말초혈액공간으로 그러한 폐기물질이 한꺼번에 많이 쏟아지는 것을 관찰할 수 있습니다.

도시생활을 하면서 배기가스를 매일 마시면 누구나 몇 십 개의 폐기물질 덩어리를 폐 속에 보유하게 되니 두려운 일이지요. 그것은 바로 폐암의 직접적인 원인이 되니까요.

그와 같은 발상에서 볼 때 항암제나 기타 강력한 화학약제로 부식된 장의 점막조직의 단편이 소화관 주변에 생기게 되는데, 그런 것이 언제든지 발병으로 이어지는 것을 지금의 서양의학은 인식하지 못하고 있습니다.

모치스키 암으로 인한 사망률이 갈수록 증가하는 것도 그런 것과 관계가 있습니까?

모리스타 그렇습니다. 최근 몇 년 동안 말초혈액공간에서 검출되는 물체랄까 조직의 단편을 관찰하여 그 정체가 무엇이고 어떤 병원(病源)으로 되는지를 면밀히 조사, 판별하는 작업을 해오고 있습니다.

말초혈액공간은 하나의 미크로 스페이스이기도 하지만 동시에 폐기물을 처리하는 거대한 장기라고도 생각합니다.

모치스키 말초혈액공간은 신체의 어디에 존재합니까?

모리스타 전신 어디에나 있습니다. 우리 신체 속에 얼마나 있느냐는 질문을 간혹 하는데 우주의 별만큼이나 헤아릴 수 없을 만큼 많다고 할 수 있습니다. 장기와 피부 어디에나 존재하기 때문에 그 용적을 전부 합하면 인체에서 최대 장기가 되리라고 봅니다.

모치스키 말초혈액공간을 깨끗이 하고 활성화하는 것이 곧 치병(治病)의 열쇠가 되겠군요. 그러한 방법으로는 어떠한 것이 있습니까?

모리스타 말초혈액공간은 미크로 스페이스입니다만 몸 안의 최대 장기이기도 하지요. 그 전체 용적은 간장보다 크다고 보아도 됩니다. 그 스페이스에서 일어나는 생리기능은 매우 중요하고도 다이내믹합니다.

유해물질의 해독분해작용이 말초혈액공간에서 일어나고 또 반대의 작업도 진행됩니다. 요즘 흔히 말하는 면역기능 활성, 즉 병을 잠재우는 파워도 말초혈액공간에서 높아질 가능성도 공존하지요. 그러한 생산적인 기능을 수행하는 한편 신체 여기저기서 떨어져 나와 말초혈액공간으로 운반된 유해물질의 분해·해독이라는 기능도 말초혈액공간이 하고 있습니다.

말초혈액공간을 청소하고 해체한다는 것은 건강장수를 위한 가장 유효한 방법이 될 것입니다. 말초혈액공간을 청소하고 활성화하기 위한 여러 가지 방법이 옛날부터 사용되어왔습니다. 침, 뜸, 부항 같은 것이 그 방법이지요. 그러한 것은 말초혈액공간에 자극을 준다는 점에서 매우 우수한 방법이었습니다만 그러한 방법이 왜 효과가 있는지에 대해서는 이제까지 명확하게 설명하지 못했습니다.

내가 발견한 말초혈액공간이론의 새로운 개념을 도입함으로써 피부에 대한 자극이 생체기능에 플러스 방향으로 기여하는 것을 제대로 설명할 수 있게 됩니다.

모치스키 침, 뜸과 비교해서 부항의 장점은 무엇이라고 설명할 수 있습니까?

모리스타 어느 특정한 부위에 자극을 준다는 점에서 침, 뜸과 공통점도 있습니다만 부항은 피부면에 대해 넓은 면적에 음압(陰壓)자극을 준다는 점에서 좀더 유리합니다. 말초혈액공간이론 입장에서 생각할 때 좁은 면적에 대한 침, 뜸의 자극보다는 부항컵 내부를 진공음압상태(眞空陰壓狀態)로 만들어 음압을 피부조직에 흡착하고 일정시간 자극을 계속할 때 말초혈액공간을 활성화하기에는 매우 안성맞춤의 효과가 있습니다.

모치스키 부항요법으로 정혈작용(淨血作用)을 하면 암 치료에도 도움이 되겠습니까?

모리스타 물론입니다. 암뿐만 아니라 현대인의 잘못된 생활습관에서 오는 각종 만성병의 경우 먼저 기초체력을 강화하고 자연치유력, 면역기능을 높여야 하는데, 부항요법이 병소부(病巢部)를 청소하고 질병의 원인이 되는 체내의 독소를 말초혈액공간에서 효과적으로 처리하기 때문에 이런 방법이야말로 암뿐만 아니라 당뇨병, 동맥경화, 신경통, 류머티즘 등 모든 만성병에 효과가 있습니다.

모치스키 말초혈액공간이론을 발표하신 후에 박사님 병원에서도 요즘 임상진료에 부항요법을 본격적으로 도입하고 동의부항을 채택하신 것으로 알고 있는데, 동의부항과 종래의 다른 방법과는 어떤 차이가 있습니까?

모리스타 동의부항을 만든 한국에서 자연식운동의 일인자인 기준성 선생과 나는 옛날부터 막역한 친구이기도 합니다만 친구이고 아니고를 떠나 기 선생이 만든 부항은 단연 최고의 부항이라고 생각합니다.

원적외선 방사효과는 신체의 자연치유력, 면역력의 파워를 향상시키는 효과면에서 단연 돋보입니다.

제품 소재면에서도 다른 부항이 모두 폴리스틸렌(PS), 폴리카보네이트(PC) 재질로 만들어 환경호르몬이 녹아 나오는 유독성 플라스틱 제품인 데 비해 동의부항은 무독성 아크릴 수지에 옥(玉)과 운모석(雲母石, 게르마늄)을 결합해서 만든 제품으로 가정요법으로 누구나 안심하고 애용할 수 있습니다. 그리고 부항의 원류는 뭐니뭐니해도 온열자극도 있는 유리나 도자기로 만든 화착식(火着式)이라야 합니다.

모치스키 부항을 붙인 자리에서 투명한 액체가 삼출(滲出)되는 경우도 더러 있는데 어떻게 설명할 수 있습니까?

모리스타 그것은 림프액입니다. 말초혈액공간에는 여러 가지 체액이 복합적인 상태로 채워져 있는데, 그중 일부가 빠져나오는 것이고 그러고 나면 몸이 한결 가벼워지고 병세가 호전되는 계기도 됩니다.

모치스키 요즘은 식생활이 잘못된 탓인지 어릴 때부터 비만아가 늘고 성인이 되어서도 과체중 인구가 급증하여 다이어트 산업이 엄청나게 신장하고 있습니다. 부항요법은 체중감량에도 효과가 있습니까?

모리스타 약물요법이나 지방흡입 같은 성형수술로 하는 인위적인 체중감량법은 부작용이 있고 비용이 많이 듭니다만 부항은 매우 자연적인 방법이기 때문에 부작용이 없고 가정요법으로 활용할 수 있습니다.

부항 마사지를 하면 피하지방이 분해되고 효소기능을 활성화해서 단백질 분해효소의 분비도 왕성해져 확실한 다이어트 효과가 있습니다. 물론 개인차가 있지만 한 달에 3kg에서 6kg까지 감량되는 것은 어렵지 않고, 면역력이 강화되어 피로해소에는 즉각적으로 효과가 있어 이상적인 다이어트 방법이 될 수 있습니다. 물론 부항을 하면 절식(絶食)은 않더라도 주곡 중심 현미, 채식을 함께하는 것이 더 효과적입니다.

모치스키 독자를 위해서 여러 가지 좋은 말씀 많이 해주셔서 감사합니다.

《월간 마크로비오틱》에 나온 부항 특집

일본 유명잡지 《월간 마크로비오틱(Macrobiotique)》에 발표된 '부항 효과' 특집

발표자 모리시타 게이이치 박사(혈액생리학자, お茶の水클리닉 병원장)
질문자 모치스키 사치코(건강카운슬러, 동의부항보급회 Depol 사장)

무투약(無投藥) 식생활지도 중심의 진료 클리닉

모치스키 제일선에 선 서양의학의 대가로서 박사님은 환자들에게 전혀 투약하지 않고 식생활지도 중심의 진료를 하는 것으로 유명한데, 암 같은 악성종양에 걸려 현대의학으로 가망이 없는 중증 환자들을 많이 진료하는 것으로 알고 있습니다.

취재에 앞서 실은 전번에 나가노 가츠코(中野勝子)라는 분에게 연락을 받았는데 그분은 항암투여 후 머리카락이 손만 닿아도 한 움큼씩 빠져서 기분이 언짢고 마음이 상했다고 하는데, 부항을 하고부터 머리칼이 다시 싱싱하게 나기 시작했다고 합니다. 그간 마크로비오틱(정식건강법)을 열심히 실천하는데도 건강이 좀처럼 좋아지지 않던 차에 엎친 데 덮친 격으로 우환이 겹쳐

남편마저 대장암으로 입원하여 체중이 5kg나 빠졌을 때 한국의 동의부항을 병용하고부터 2개월 만에 체중도 늘고 머리카락도 다시 나기 시작했다는군요.

이처럼 중증에서 몸이 점점 좋아지는 쪽으로 변화가 있는 사람과 자연식을 아무리 열심히 해도 좋아지지 않는 사람이 있는데 어떻습니까? 낫는 사람과 낫지 않는 사람의 차이는 어디에 있습니까?

모리스타 그런 질문을 하는 생각부터 바꿀 필요가 있습니다. 원래 낫지 않는 병은 존재하지 않습니다. 어떤 병이라도 낫게 돼 있어요.

낫는다는 것은 원상으로 회복되는 것으로, 누구나 그러한 복원능력을 갖고 있는데 지금의 현대의학은 특정한 만성병이나 암, 교원병 같은 난증(難症)에 대해서 불치병이라고 하고 절대 낫지 않는 병으로 단정하기도 하지만 살아 숨 쉬는 한 원상으로 돌아가려는 힘을 누구나 가지고 있어요. 그러한 조건만 조절해주면 반드시 낫게 됩니다. 사실 그렇게 해서 우리 병원에서는 많은 사람이 좋아지고 있어요. 조금만 공부하고 열심히 실천하는 정도로도 상당히 중증의 암도 거뜬히 극복하고 있습니다.

우리 병원에는 대부분 다른 대학병원이나 종합병원에서 포기한 말기암이나 전이암 환자들이 찾아오는데, 그중 70%는 자연치유로 완치되고 있습니다. 나머지 30%는 현대의학의 통상치료법으로 환자의 몸이 형편없이 망가졌을 때 효과를 못 보더군요. 따라서 낫는 사람과 낫지 않는 사람보다는 낫기 쉬운 사람과 낫기 어려운 사람이 있을 뿐이지요.

부항의 원리는 폐기 프로세스를 활성화하는 네거티브 요법

모치스키 그렇다면 낫기 어려운 사람은 어떻게 해야 합니까?

모리스타 낫기 어려운 사람은 식생활에서 먹거리가 체세포를 만드는 프로세스에만 관심을 갖지 말고 몸을 구성하는 체세포가 용도가 끝나 폐기되어가는 프로세스에도 주의를 기울일 필요가 있습니다. 그 양쪽의 기능이 원활하게 잘 돌아갈 때 병이 낫는 것이지요.

모치스키 체세포를 폐기해가는 프로세스라는 말은 처음 듣습니다. 바른 먹거리의 중요성에 대해서는 누구나 알겠는데 반대쪽 기능인 체세포를 폐기하는 프로세스에 대해 좀더 알기 쉽게 설명해주시기 바랍니다.

모리스타 병이 낫기 어려운 사람은 그때까지 그 사람이 먹어온 열악한 식사에 의해서 장내(腸內)환경이 매우 악화되어 있다는 것이 문제지요. 그 사람의 적혈구, 백혈구 또는 조직세포는 질적으로 열악한 상태가 되고 그 결과 체조직의 세포에 이상이 생겨 체세포는 엉성하여 조숙조로(早熟早老)하는 원인도 됩니다. 그 사람이 살아온 먹거리 습관의 당연한 귀결이라고 할 수 있겠지요.

잘 아시겠지만 육식이나 가공식 등 열악한 식사로 만들어진 체세포는 그 원료가 나쁘기 때문에 좋은 먹거리로 만들어진 체세포보다 빨리 붕괴합니다. 그러한 세포로 구성된 신체의 생리기능 전반이 저조해지면서 지장을 일으키게 됩니다. 그것이 바로 질병 상태가 되는 것이지요.

그러한 상태에서 세포간극(세포와 세포 사이의 틈새)을 누비고 흐르는 힘이 남아 있으면 그 작용에 의해 붕괴된 조직을 처리하는 장소로서 말초혈액공간에 운반됩니다. 그 때문에 몸이 좋아지는 과정에는 반드시 폐기 프로세스가 충분한 기능을 작동하지 않으면 안 되지요.

모치스키 그렇군요. 모자란 영양소를 보충한다는 생각만 하는 현대의학이나 영양학에서는 지금 말씀하신 보태는 것보다 덜어주는 쪽의 폐기 프로세스라는 단계에는 생각이 미치지 않겠군요.

모리스타 모든 것이 상업주의에 빠지게 되면 진실을 보지 못하지요. 우리는 지금 눈을 똑바로 뜨고 진실을 보지 않으면 안 됩니다. 일반적으로 서양의학은 화학약제를 투여할 뿐이고, 동양의학은 우선 나쁜 것을 배출한다는 발상에서 시작합니다. 자기역할을 끝낸 체세포가 폐기되어가는 흐름을 멈추게 하지 않고 촉진하는 것이 중요하지요. 그러한 힘을 증가시키는 방법이

침, 뜸이나 부항입니다. 특히 부항은 폐기 프로세스를 활성화하는 데 최적입니다. 부항에 관해서는 잘 아시지요? 부항은 한국말인데 한국에서 기준성 선생이 반생을 바쳐 연구, 보급해온 자연 물리요법입니다.

부항은 컵 안쪽을 진공상태로 만들어 피부표면에 자극을 주는 것인데, 침이나 뜸은 점자극이기 때문에 경혈(經穴) 중심의, 즉 서양의학에서 말하는 각종 신경의 집합점을 정확히 찾아서 하지 않으면 효과가 반감되고 때로는 부작용도 있습니다.

그러나 부항은 시술부위가 점이 아니고 면이기 때문에 그 안에 있는 여러 개의 감각수용기가 자극을 받게 되는 셈이지요. 간단히 말해서 하나의 수용기보다 복수의 수용기에 동시에 자극을 주기 때문에 더 효과적입니다. 그리고 면을 자극하는 데서는 점자극 때보다 부작용이 없습니다.

아까 말씀하신 나가노 씨도 식사만이 아닌 부항을 병용한 결과 불필요한 체세포를 폐기시키는 프로세스를 활성화한 결과지요.

고대사회에서는 부항이 세계 각국에서 널리 애용된 가정의술이었는데 지금 같은 환경오염과 공해가 많은 현대생활에서는 더욱 수요가 많아질 수밖에 없지요. 현대인의 체조직은 불필요한 것을 스스로 폐기처리할 수 없을 정도로 포화상태가 되어 있습니다.

모치스키 박사님의 병원에서도 부항 시술을 많이 하고 계신

모양인데, 환자 중에 부항 붙인 자리에 어혈반점이 나오는 것을 싫어하는 사람은 없습니까?

모리스타 그런 사람은 없습니다. 병이 낫는데 그런 것을 두려워해야 할 이유가 없어요. 부항의 음압(陰壓)은 최고라도 400mmHg이기 때문에 건강한 사람은 혈행이 좋아져서 상쾌함을 느끼게 되고 건강한 혈관에는 아무 이상이 없어요.

다만 재생이 필요한 약한 모세혈관에는 미세한 자극으로도 적색반응이 나타나는데, 그러한 곳은 피가 탁하고 혈관이 약한 곳이지요. 그러나 혈액이 나쁘고 빈혈인 경우에는 반응이 전혀 없을 때도 있습니다. 자국이 며칠 안에 반드시 없어지기 때문에 걱정할 것은 없어요. 피부의 신진대사가 정상적으로 되면 적색반응은 다음 날 없어집니다. 피부가 더욱 깨끗해지고 윤기 나면서 건강해지는 것을 체험할 수 있습니다.

우리 병원에서는 부항 시술을 환자들에게 해주고 있습니다만 부항치료는 회원 자신이 자기 배나 발 같은 데는 직접 하고 손이 닿지 않는 곳은 가족이 도와주는 식으로 매일하게 되면 아무리 낫기 어려운 병도 매일매일 좋아지는 것을 알 수 있게 됩니다.

모치스키 현대의학의 대가께서 그렇게까지 부항의 공덕을 극찬하시니 부항을 보급해온 사람으로서 큰 보람을 느낍니다. 대단히 감사합니다.

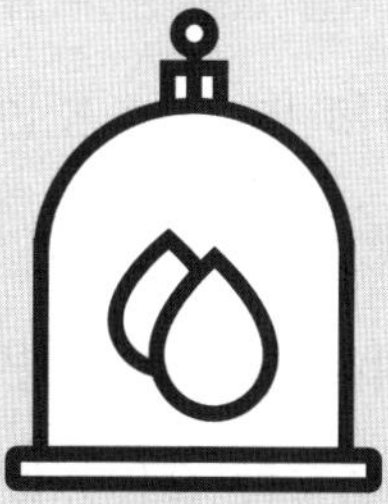

3장

질환별 치료법

소화기 질환

— 만성 위염 —

사람에 따라 또는 시기에 따라 제각기 증상이 다르며 일정하지 않다. 가슴이 쓰리거나 구토증, 식욕부진, 위장부에 심한 통증을 느끼는 따위가 비교적 많이 나타나는 증상이다.

만성 위염은 급성 위염 치료를 충분히 하지 못했거나 불규칙한 식사, 운동 부족, 흡연이나 지나친 음주, 달콤한 과자 과식, 커피나 겨자·후추 같은 자극성 식품의 과용 따위로 발병한다. 또 스트레스나 정신불안도 발병 요인으로 꼽힌다.

자연요법

- 부항 네거티브 요법으로 왼쪽 등과 오른쪽 다리 뒤쪽 전체와 엉덩이에 반복 시술한다.
- 과식은 절대 금물이어서 항상 약간 부족하게 먹는다.
- 모든 음식물을 잘 씹어 먹는다. 50번 이상 씹는다.
- 밥을 먹고 나면 잠시 휴식을 취하면서 머리나 몸을 안정시킨다.
- 고기, 달걀, 생선회, 백설탕 같은 산성 식품은 되도록 먹지 않는다.
- 채소, 해초류, 과일, 흑설탕 같은 알칼리성 식품을 많이 먹는다.
- 식물성 단백질이나 지방질, 두부, 깨, 현미를 많이 먹는다.
- 데치지 않은 채소나 생즙을 많이 섭취한다.
- 고추, 후추, 겨자, 커피 같은 자극성 식품은 피한다.

약이 되는 음식

- 무채, 김, 파, 당근, 연근, 시금치, 오이, 파, 풋콩, 팥, 검정콩, 우엉, 토마토, 사과 등

민간요법

- 찜통이나 세숫대야에 물을 끓이고 생강즙을 타서 그 속에

수건을 접어 담근다. 환자를 자리에 눕히고 배에 뜨거운 수건을 얹고 그 위에 이불을 씌워준다. 5분이나 10분쯤 지나 수건이 식으면 다시 뜨거운 수건으로 바꿔준다. 30분가량 찜질하면 위장 부위의 살갗이 새빨갛게 변하고 땀이 배어나온다. 그러면 마른 수건으로 재빨리 물기를 닦아낸다.

환자를 엎드리게 한 뒤 이번에는 위 부위 뒤쪽에 해당하는 등에 같은 방법으로 찜질한다. 환부에 온열요법을 계속한다.

— 위하수 —

위가 묵직하고 식욕부진, 트림, 빈혈, 두통, 불면증에 온몸이 나른하고 원기가 없어진다. 위 부위가 아프거나 변비를 일으키며 배 안에서 물소리가 난다. 소화력이 떨어지고 몸이 야위기 시작한다. 위하수증은 선천적인 허약체질에 기인하는 수가 많다.

위하수는 키가 크고 마른 사람이 잘 걸리며 폭음이나 폭식, 비타민 B와 칼슘 부족, 백설탕 과다 섭취가 위근을 이완시켜 유발한다.

자연요법

• 왼쪽 가슴에서 복부 일대와 오른쪽 다리 뒤쪽 전체에 부항

네거티브 요법을 반복 시술한다.

• 초결명과 이질풀을 섞어 달인 물을 차 대신 수시로 마신다. 각각 20g의 초결명과 이질풀을 700cc가량의 물에 넣고 3분의 2쯤으로 졸인 다음 하루 3번 나누어 마신다.

• 위하수대를 착용한다. 시중에 파는 제품도 있지만 없을 때는 무명천으로 세 바퀴쯤 감아 졸라매면 된다. 주의할 것은 아래로 처진 위를 밑에서 밀어올리고 그것을 유지할 수 있도록 졸라매야 한다. 처진 위를 추어올리지 않고 그대로 위하수대로 졸라매면 오히려 역효과가 난다. 드러누운 자세에서 위를 위쪽으로 밀어올리고 난 다음 아래쪽을 위하수대로 꽉 졸라매면 된다.

운동으로 위를 추어올리는 방법

• 꿇어앉아 양손을 깍지 끼고 엄지손가락을 앞쪽으로 향하게 한 뒤 손바닥을 위쪽으로 해서 아랫배를 끌어안는다. 발꿈치를 옆구리에 꼭 붙인다. 그리고 양어깨를 힘껏 솟구치면서 코로 숨을 들이쉰다. 그러면 두 손으로 끌어안은 아랫배도 위쪽으로 당겨진다. 양어깨가 최고에 달했을 때 갑자기 힘을 빼면서 입으로 숨을 토한다. 30번쯤 되풀이한다.

• 드러누워 숨을 들이쉰다. 양손으로 허리를 받치고 숨을 내쉬면서 천천히 두 다리를 위로 올린다. 턱을 되도록 가슴에

맞닿게 한다. 엉덩이를 굽히지 않는다. 뒷목, 어깨, 팔꿈치는 바닥에 밀착시킨다. 자세를 그대로 지속하다가 피로해지면 다리를 내린다. 보통 5분간 지속하면 좋다.

• 다리를 벌리고 꿇어앉아 엉덩이를 그 사이에 놓았다가 그대로 뒤로 넘어진다. 두 손을 맞잡고 팔꿈치를 편 채 바닥에 밀착시킨다. 두 무릎을 동시에 높이 올렸다가 재빨리 탄력을 붙여 바닥을 세게 친다. 50번쯤 되풀이한다. 바닥을 칠 때 두 무릎이 떨어지지 않도록 하고 동작은 반동을 이용해 신속하게 한다. 처음에는 담요나 방석을 깔고 하면 편하다 (위궤양이나 십이지장궤양 환자는 이 운동을 삼가야 한다).

— 위산과다 —

위에서 신물이 올라오고 가슴이 쓰리다. 위가 거북스럽게 느껴지고 때로는 아프다. 이때 중조(重曹 : 탄산수소나트륨) 같은 알칼리성 약제를 먹으면 일시적으로 개운해진다. 입 안이 마르고 사람에 따라서는 변비 증상을 일으키기도 한다.

위산과다는 불규칙한 식사, 과음·과식, 지나친 음주와 흡연, 히스테리로 발병하는 경우가 많다.

자연요법

- 왼쪽 허리 부분에 부항 네거티브 요법을 반복 시술한다.
- 위 점막에 자극을 주는 음식은 절대 피한다. 위액 분비를 촉진하는 음식물도 제한하지 않으면 안 된다. 따라서 겨자, 고추, 후추, 카레, 커피, 코코아 같은 식품은 먹으면 안 된다. 물론 육류, 고기즙, 기름진 생선 따위도 위액 분비를 촉진하므로 좋지 않다. 술과 담배를 끊고 과음, 과식을 삼가며 모든 음식물은 잘 씹어 먹는다.

민간요법

- 무를 갈아 간장이나 소금을 넣고 보리차를 끓여 섞은 다음 2~3잔 마신다.
- 다시마를 씹어 조금씩 먹으면 가슴이 쓰린 데 효과가 있다.
- 사과, 귤, 레몬즙을 밥 먹고 난 뒤에 마시는 것도 효과적이다.
- 밥 한 공기를 주먹밥으로 만들어 검정깨와 볶은소금을 뿌린 다음 100번쯤 씹어 먹는 것도 좋다. 깨와 소금이 위산 과잉을 중화하고 위액 분비를 억제하는 효과가 있기 때문이다. 주먹밥은 현미밥으로 만들어야 효과가 더 뛰어나다. 과일 야채 효소를 만들어 수시로 마시면 좋다.

단식요법

- 단식요법은 즉각 효과가 나타나는 반면 방법을 그르치면 역효과가 나서 도리어 건강을 해치는 경우도 있으므로 올바른 방법으로 신중하게 해야 한다.
 처음 단식하는 사람은 요령을 모르기 때문에 불안하게 마련이다. 의사에게 상담해도 단식요법에 조예가 깊은 의사는 드물게 마련이라 위험하다거나 무리라며 반대하기 일쑤다. 따라서 전문적인 단식 도장을 찾아가거나 경험이 풍부한 지도자에게 올바른 지도를 받아 행하는 것이 지혜롭다. 효소단식을 3일 정도 해도 효과가 있다.
 단식요법은 위를 쉬게 해 기능을 회복하는 것으로 효과가 눈에 두드러지게 나타나기 때문에 위산과다 같은 위액 분비 이상에는 그야말로 안성맞춤이다. 비단 위산과다뿐 아니라 대부분의 만성 위장병에 효과가 뛰어나다. 그러나 토혈이나 하혈 증상이 있는 위궤양 또는 십이지장궤양 환자는 오히려 나쁜 결과를 가져올 수 있으므로 피하는 편이 좋다.
 위산과다 치료를 위한 단식 기간은 증세의 가볍고 무거움에 따라 차이가 있겠지만 보통 1주일에서 2주일이 적합하다. 그러나 단식에 들어가기 직전의 식사 양생법, 단식을 마친 뒤의 식사 양생법은 아주 전문적인 지식을 요하므로 반드시 전문가의 지도를 받아야 한다.

만성 위염, 위하수, 위산과다의 부항 치료점

● 부항 치료점

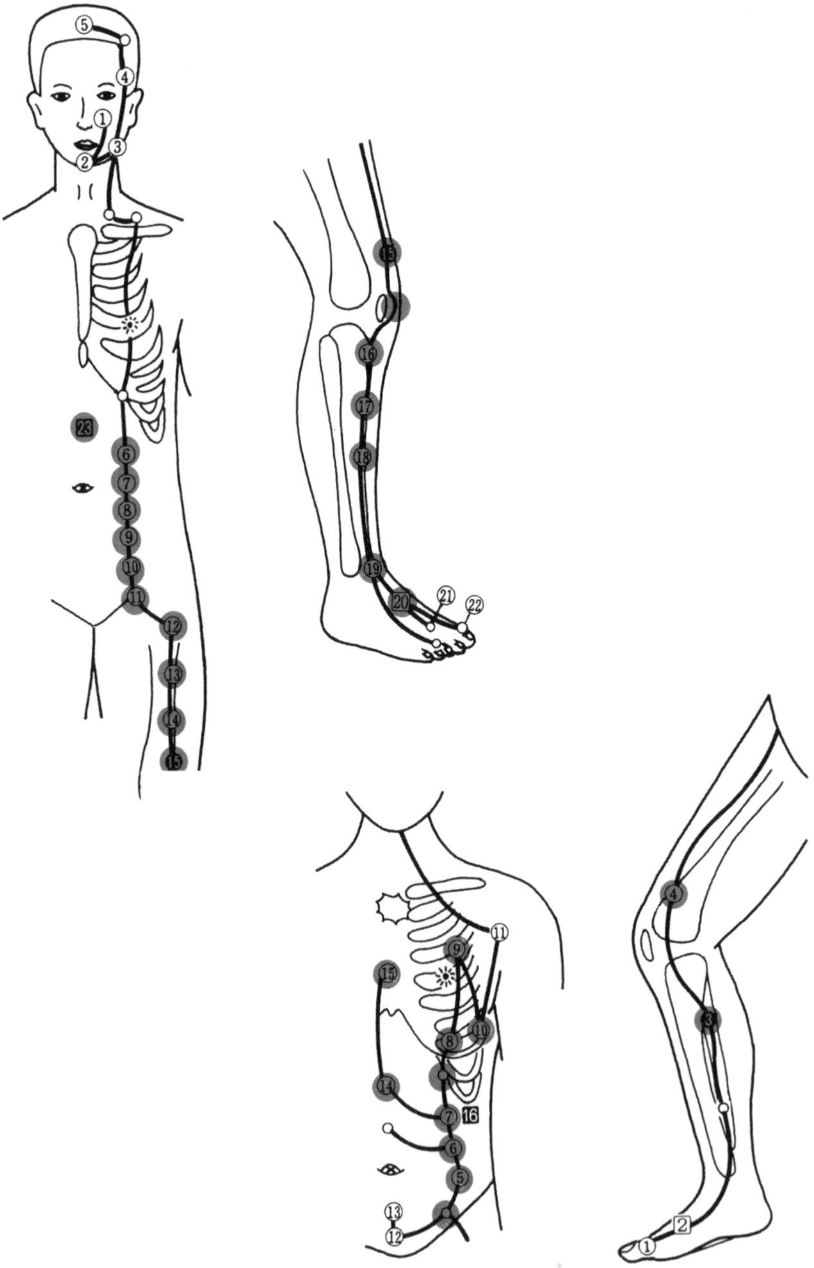

— 위궤양 —

속이 비면 위가 쓰리고 아프다가도 음식을 먹으면 통증이 멎는다. 위산과다증과 구별하기 어려운데 병세가 심해지면 뭐든지 먹으면 위 부위가 심하게 아프다.

일반적으로 밥 먹은 지 1시간이나 2시간쯤 지나면 아프기 시작하고, 더 심해지면 피를 토하거나 하혈하기도 한다. 위궤양의 토혈은 빛깔이 검기 때문에 선홍색인 폐결핵의 각혈과 쉽게 구별할 수 있다.

위궤양은 위의 점막에 저항력이 약화된 부분이 생기면 거기에 위액의 소화작용이 영향을 주어 궤양이 생긴다.

폭음이나 폭식, 자극적인 음식을 너무 많이 먹는 것이 일차적인 원인인데, 최근에는 정신적 과로나 긴장의 연속 등 이른바 스트레스가 원인이 된다는 사실도 밝혀졌다.

자연요법

- 모든 음식에 양념을 강하게 해서는 안 되며, 너무 뜨겁거나 차가운 음식은 피하고 부득이할 때에는 입 안에서 충분히 데운 뒤 삼킨다.
- 대부분의 위장병에는 단식이 좋은 효과를 내는데, 위궤양이나 십이지장궤양같이 출혈이 동반되는 경우에는 삼가는 편

이 좋다. 단식에 따른 체온 변화로 출혈을 촉진할 우려가 있기 때문이다.

- 현미죽, 캐비지, 검정깨, 검정콩, 감자, 산마, 연근, 김, 미역이 좋으니까 가능한 한 자주 먹고, 대신 육류, 조개류, 레몬, 귤, 딸기, 양파, 피망, 무, 우엉, 샐러리, 겨자, 죽순, 후추, 고사리, 고추, 커피, 카레, 홍차, 사이다, 된장, 식초, 과자류, 채소나 딱딱한 과일, 가시가 많은 생선류는 피한다.

민간요법

- 사과 반쪽을 껍질째 갈아 짜면 즙이 1잔 정도 나온다. 이것을 1회 분량으로 3~4번 마신다. 토혈하고 난 다음 아무 음식도 받지 않지만 사과즙만은 잘 받는다. 오랫동안 먹으면 천천히 회복된다.
- 초결명이라는 1년초를 진하게 달여 마시면 통증이 멎는다. 동시에 궤양도 낫는다. 날마다 3~4회씩 마시면 좋다.
- 초결명 씨와 이질풀을 섞어 달여 마셔도 좋다. 하루 3번씩 밥 먹기 전에 마시면 좋은 효과를 낸다.
- 출혈이 없는 위궤양에는 배꼽 둘레를 둥글게 마사지해준다. 한 번에 300번씩 날마다 하면 뚜렷한 효과를 거둘 수 있다. 알로에 생잎을 날마다 먹는 것도 위궤양에는 무척 효과적이다.

– 십이지장궤양 –

밥을 먹고 나면 명치 끝 부위에 팽만감이나 압박감을 느낀다. 그러다가 통증이 온다. 찌르는 듯이 쿡쿡 아프기도 하고 타는 듯이 아리기도 한다. 통증이 오는 때는 사람마다 다른데, 대개 밥 먹은 지 2시간쯤 지나 속이 비면 아프기 시작한다. 특히 활동하는 낮보다 밤중에 더욱 통증을 느낀다. 위궤양 증상과 무척 비슷한데, 다른 점은 위궤양에서 일어나는 구토증이나 토혈 증상이 없는 것이 특색이다. 위궤양은 입으로 피를 토하는 데 반해 십이지장궤양은 대변을 통해 하혈하는 것이 다른 점이다.

보통 십이지장에서 항문까지는 7~8m나 되므로 붉은 피를 하혈하지는 않고 대변에 섞인 피는 검은색을 띤다. 검은 변이 나오는 것도 십이지장에서 출혈이 있은 지 10시간 이상 지난 후가 된다. 그래서 출혈이 있었는지조차 모르고 일을 하거나 운동을 계속해 장내에 많은 양이 출혈하는 위험이 따르기 쉬우므로 세밀한 주의를 기울이지 않으면 안 된다.

십이지장궤양의 발병 원인은 위궤양과 마찬가지로 폭음이나 폭식, 술, 담배 또는 고추, 후추 같은 자극성 강한 음식을 너무 많이 먹은 때문이다. 또 정신적인 과로나 긴장의 연속 등 이른바 스트레스가 원인이 되는 경우도 적지 않다. 이 병은 만성질환이 많아 사람에 따라서는 10년 또는 20년 동안 계속해서 앓기도 한다.

자연요법

- 왼쪽 어깨에서 손목까지, 허리 일대에 부항 네거티브 요법을 반복 시술한다.
- 술과 담배는 물론 달콤한 과자나 자극성 있는 식품은 절대 먹지 않는다. 아이스크림 같은 찬 음식을 먹지 말아야 한다.

민간요법

- 감자를 껍질째 강판에 갈아 거즈로 즙을 짜내 그 액즙을 밥 먹을 때마다 100cc가량 마시면 놀라운 효과를 거두게 된다.
- 야생 참마를 강판에 갈아 말린 뒤 가루로 만들어 한 번에 2g씩 하루 3~5번 먹으면 무척 좋다.
- 캐비지(양배추)를 적당히 썰어 물을 듬뿍 넣고 절반으로 졸아들 때까지 푹 끓인 다음 그 액즙 1잔을 한 번 분량으로 해서 하루 3번씩 밥 먹기 중간에 마신다. 싫증 내지 않고 꾸준히 마시면 점막의 궤양이 저절로 아물어 건강을 회복하게 된다. 캐비지 액즙은 십이지장궤양뿐만 아니라 위궤양도 아물게 하는 효능이 있다.
- 결명자와 이질풀을 섞어 달여 액즙을 마셔도 위궤양과 동일한 치료 효과를 보게 된다. 알로에도 효과가 있다.

위궤양, 십이지장궤양의 부항 치료점

● 부항 치료점

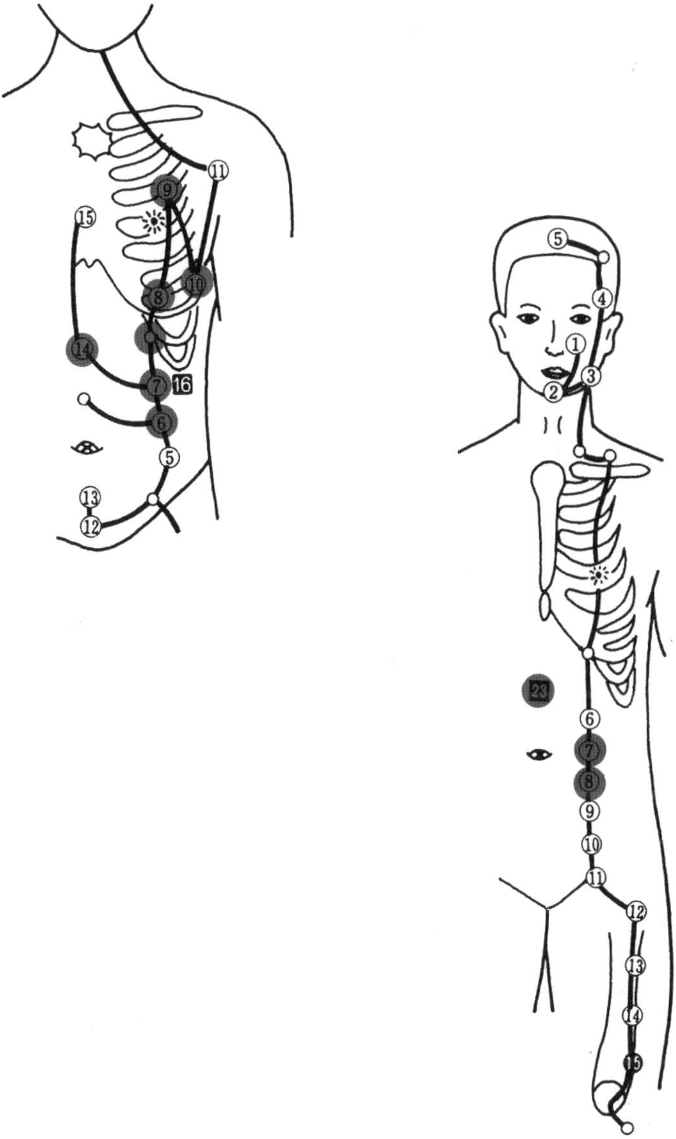

– 급성 위염 –

위장 부위가 뜨끔뜨끔 아프고 구토, 두통, 약한 열, 오한, 설사 따위의 증상이 따른다. 가끔 신물을 토하는 수도 있다. 밥맛이 떨어지고 위장에 포만감이나 압박감이 일어난다. 급성 위염은 과식, 과음, 지나치게 뜨겁거나 차가운 식사, 독물 중독, 세균의 독소작용, 그밖에 과로나 정신불안 등으로 발병한다.

자연요법

- 먼저 위장 속의 음식물을 모두 토해낸 다음 오른쪽 다리 뒤쪽과 복부에 부항 네거티브 요법을 반복 시술한다.
- 잘 토해내지 못하면 미지근한 물을 마시게 한 다음 손가락을 목구멍에 넣어 토하게 하는 동작을 되풀이한다. 그래도 시원치 않으면 피마자유 같은 설사제를 마시게 해서 위장 속의 음식물을 빨리 밖으로 꺼낸다.
- 생수만 마시게 하고 2~3일 동안 음식을 전혀 먹지 않으면 증상이 가라앉는다.
- 굶었다가 다시 음식을 먹기 시작할 때가 중요하고 어렵다. 보리차에서 미음, 흰죽의 순으로 바꾼 다음 서서히 보통식으로 돌아가야 한다. 배가 고프다고 갑자기 많이 먹으면 무척 위험하다. 절식이 어려우면 이틀쯤 딱딱한 음식을 피하

고 죽이나 야채수프 같은 유동식만 취하다가 보통식으로 돌아가도 괜찮다.

민간요법

- 무즙을 아침저녁으로 밥 먹고 난 뒤에 마시면 효과가 있다. 양은 50cc 정도가 적당하다. 무즙이 역해 마시기 곤란할 때는 사과즙을 조금 섞으면 마시기 좋다.
- 그늘에서 말린 이질풀 한 줌을 400cc 정도의 물에 넣어 절반쯤 되도록 끓인 다음 하루 몇 차례 차 대신 마시면 좋다. 이질풀은 한약방에서 쉽게 구할 수 있다. 야채수프를 매일 600cc 이상 마시면 효과가 있다.

— 위경련 —

명치 끝부분이 갑자기 심하게 아프기 시작하며 경련을 일으키는 것이 특징이다. 그리고 얼굴빛이 새파랗게 질린다. 일단 통증이 멎었다가도 얼마 후 다시 일어나는데, 이런 증상이 되풀이되면 위경련으로 봐야 한다. 위신경의 이상으로 일어나는 병으로 흔히 담석증, 위염, 악성빈혈, 노이로제, 히스테리, 정신불안 등으로 발작적으로 일어난다.

자연요법

- 통증이 있는 부위와 무릎, 왼쪽 허벅지에 부항 네거티브 요법을 반복 시술한다.
- 겨자가루를 물에 개어 10분 동안 위장 부위에 바른다. 피부가 쓰리고 빨갛게 될 때까지 발라둔다.
- 손가락으로 명치끝을 강하게 압박하면 일단 통증이 가라앉는다.
- 위경련이 자주 일어나는 사람은 평소 동물성 단백질을 많이 섭취하지 않는 것이 기본적인 식사요법이다.
- 일단 통증이 일어나면 흰죽, 갈분죽, 두유 같은 가벼운 식사를 하다가 통증이 가신 다음에 보통식으로 돌아가는 것이 좋다.
- 현미죽을 먹으면 좋다. 하얗게 도정한 쌀이나 밀은 비타민과 미네랄이 결핍되어 있으므로 영양의 균형을 잡을 수 없다.
- 아무리 가벼운 식사를 한다 해도 비타민과 미네랄 성분의 균형은 건강 유지에 무척 중요한 요소라는 사실을 잊어서는 안 된다.

민간요법

- 마늘 생즙을 내어 1종지가량 마시면 효과가 있다.
- 달걀 껍질을 불에 바싹 볶아 돌절구에 빻아 가루로 만들어

물에 타서 마시면 효과가 바로 나타난다.

- 일단 통증이 일어나면 식염수를 벌컥벌컥 마신 다음 위 속의 음식물을 모조리 토해낸다. 그런 다음 24시간 일절 아무것도 먹지 않고 오직 물만 조금씩 마신다. 24시간이 지난 뒤 미음이나 죽으로 시작해 서서히 보통식으로 되돌아간다.
- 그늘에서 말린 이질풀을 찧어 그 즙을 조금씩 마신다. 하루 동안만 단식해도 통증은 가라앉는다.
- 황백나무 껍질이나 열매를 빻아 가루로 만든 다음 3.7g가량을 180cc(약 1홉) 물에 타서 3분의 2쯤 되게 졸인다. 그것을 하루 분량으로 해서 밥 먹은 뒤에 꾸준히 마시면 완치할 수 있다. 황백나무 껍질은 한약방에서 구할 수 있다.

급성 위염, 위경련의 부항 치료점

● 부항 치료점

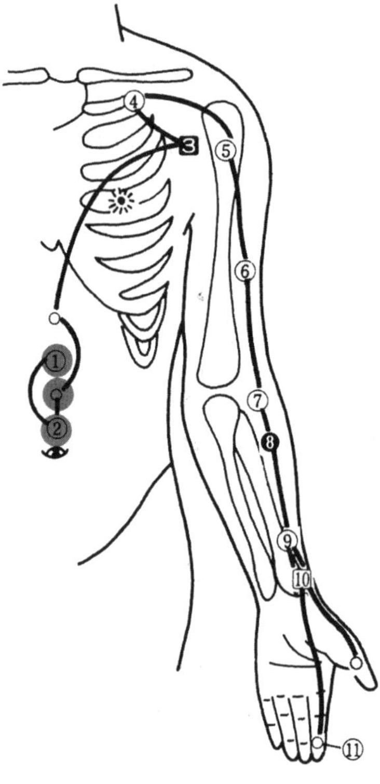

— 변비 —

변비는 만병의 원인이라고도 하는데 배변 횟수가 3~5일에 1번 정도면 변비라고 봐야 한다. 심할 때는 10일 이상 변을 보지 못하는 경우도 있다. 그렇게 되면 장내 부패가 진행되어 변에 들어 있는 온갖 나쁜 성분이 피 속에 흡수되어 두통이나 식욕부진 따위를 일으킨다.

변비의 원인은 섬유질이 부족한 고단백식품, 가공식품 등 음식물, 운동 부족, 생활의 급격한 변화 따위에 있다. 여행 중에 변비 증세가 자주 일어나는 것은 물을 갈아 마시거나 생활의 변화 때문이다.

또 화장실에 가고 싶을 때 참는 것과 긴장하고 흥분된 스트레스가 많은 생활도 변비의 원인이 된다. 흔히 차를 장시간 운전하는 사람에게 변비가 많은 것은 이 때문이다.

자연요법

- 양손 일대와 왼쪽 아랫배에 부항 네거티브 요법을 반복 시술한다.
- 더운물에 죽염을 타서 아침마다 1컵씩 마시고 화장실에 가서 변을 보도록 습관을 들인다.
- 자동차나 엘리베이터를 타지 말고 걷기를 생활화한다.

- 설사약은 되도록 먹지 않는 편이 좋다. 설사약을 먹으면 일시적으로는 변이 쉽게 나오지만 습관이 되면 점점 효과가 없어진다. 게다가 설사로 생기는 부작용이 건강을 해치기 때문에 부득이한 경우 말고는 먹지 말아야 한다.
- 설사약보다는 관장하는 편이 낫다. 그러나 관장도 자주 하면 습관성이 되어 나중에 효과가 없어지므로 민간요법을 꾸준히 하는 것이 가장 지혜롭다.
- 손바닥으로 복부 마사지를 매일 하고 내장을 추어올리는 동작을 수시로 한다.
- 아침에 일어나자마자 당근즙과 사과즙을 빈속에 1잔씩 마신다. 당근즙만 마셔도 효과는 있다.

민간요법

- 주식을 백미에서 현미로 바꾸기만 해도 뚜렷한 효과를 보게 된다. 섬유소가 많은 채소류도 좋은데, 대표적인 것이 고구마, 감자, 우엉, 당근, 곤약, 무, 버섯, 미역, 사과다.
- 초결명 씨 20g을 720cc(약 4홉) 물에 넣어 색깔이 진하게 우러날 때까지 푹 삶아 마시면 다음 날 반드시 변을 보게 된다.
- 이질풀은 설사를 멎게 하는데도 유효하지만 변비에도 잘 듣는다. 그늘에 말린 것을 너무 진하지 않게 우려내어 살짝 끓

여 차 대신 마시면 좋다. 진하게 달인 것은 설사에 특효가 있다.

- 현미를 볶아 가루를 만들어 찻숟가락 2개가량을 공기에 넣는다. 소금을 약간 뿌리고 뜨거운 물을 부어 하루에 2~3번 마시면 효과가 있다.
- 나팔꽃 씨를 햇볕에 말려 가루로 만들어 0.5g을 1회 분량으로 먹으면 아주 심한 변비도 잘 듣는다. 또는 1~2g을 1회 분량으로 달여 마셔도 된다. 나팔꽃 씨는 검은 것과 흰 것이 있는데 어느 것이든 좋다.
- 초결명 씨 25g에 대황 4g을 넣어 달여 하루에 몇 번 나누어 마시면 효과가 있다.

변비의 부항 치료점

● 부항 치료점

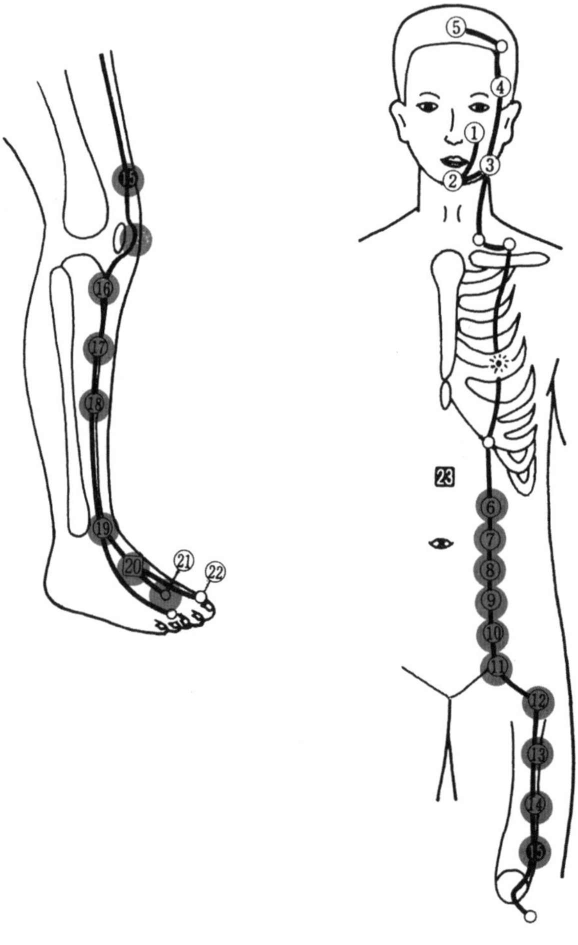

— 복막염 —

복막염에는 급성과 만성이 있다. 급성 복막염은 심한 복통, 구토, 트림, 발열, 입 속이 건조한 구강증, 호흡이나 맥박의 난조 같은 증세가 일어나고 몸이 갑자기 쇠약해지며 배에 물이 찬다.

만성 복막염은 저녁부터 미열이 나기 시작하고 배 여기저기에 응어리가 생겨 누르면 아프다. 변비가 생기고 밥맛이 떨어져 안색이 나빠지기도 한다. 또 변이 묽어지고 설사가 계속되는 경우도 있다. 배가 불러 물이 차는 경우도 있지만 그 양은 급성에 비해 아주 적다. 그러나 병세가 심해지면 배가 부어오르고 온몸이 눈에 띄게 수척해진다.

복막염은 맹장염에서 유발되는 경우가 가장 많다. 그밖에 외상이나 위·십이지장궤양, 부인병으로 발생하기도 한다. 만성은 간장병, 심장병, 맹장염, 담석증, 자궁 외막에서 발생하는 단순성인 것과 폐결핵, 늑막염, 결핵성 부인병 등에서 퍼지는 결핵성, 암이나 기타 악성 종양으로 생기는 암종성 세 종류가 있다.

자연요법

- 복부 일대에 부항 네거티브 요법을 반복 시술한다. 복부에 로션을 충분히 바른 다음 부항 마사지를 하는 것도 효과가 있다.

- 안정을 취하게 한 다음 배를 얼음이나 찬물로 찜질해준다. 2~3일 동안 아무것도 먹지 말고 따뜻한 물만 마시게 하면서 부항 네거티브 요법을 계속하면 효과가 있다.

민간요법

- 미꾸라지를 20여 마리 구입한다. 어린이는 그보다 약간 적은 양을 구입해 산 채로 무명 주머니에 넣는다.
  미꾸라지가 기어나오지 못하게 입구를 꿰맨 다음 배에 꼭 붙인다. 한 시간쯤 지나면 미꾸라지는 죽어버리는데, 썩어 냄새가 나기 전에 살아 있는 미꾸라지로 바꿔준다. 몇 번 되풀이하면 통증이 멎고 병세도 나아진다.
- 초란요법이 보편적으로 알려져 있다. 초란을 만드는 방법은 달걀 1개를 껍질을 벗기지 않은 채 밥그릇에 넣는다. 고급 식초를 부어 달걀이 완전히 잠기게 한다. 식초는 쌀로 만든 것이라야 하는데 현미초가 제일 좋다.
  만 하루 동안 놓아두면 달걀 껍질이 녹아 흐물흐물해진다. 이때 속껍질을 벗기고 휘저으면 달걀초가 된다. 이것을 하루 2~3번 나누어 마신다. 즉효가 나는 것은 아니지만 꾸준히 먹으면 복수가 눈에 띄게 줄고 병세가 나아진다.
- 현미로 수프 또는 크림을 진하게 만들어 소금을 쳐 180~360cc(약 1~2홉)를 하루 3번 먹는다. 목이 마르면 보통의 현

미수프에 소금을 쳐서 마시면 된다.

- 심하게 아플 때는 묽은 무즙에 간장을 쳐서 마시면 효과가 있다.
- 열도 내리고 통증도 가셨을 때는 채소로 된장국을 끓여 인절미를 넣어 먹는다. 이때는 무즙에 순수한 간장을 듬뿍 쳐서 먹다가 보통식으로 환원한다.

복막염의 부항 치료점

● 부항 치료점

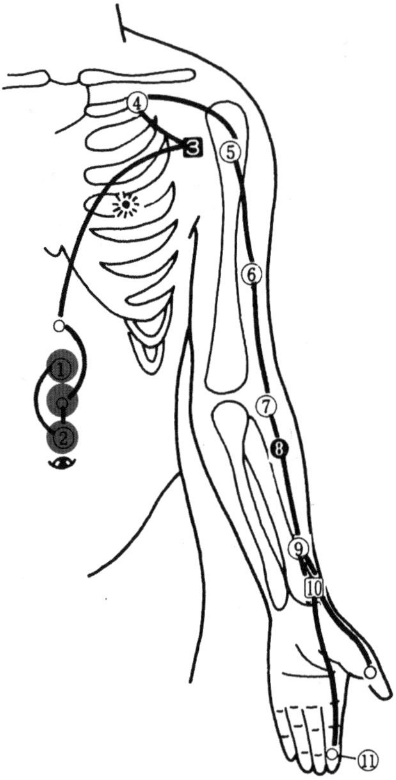

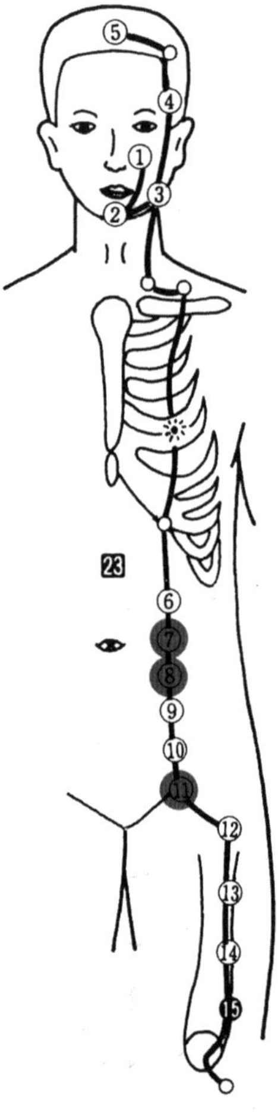

— 치질 —

항문에 파열된 상처가 생겨 배변 때나 그 후 대단히 아프다. 때로는 출혈도 있다. 아픔 때문에 항문은 반사적으로 경련을 일으키는 수도 있다. 변비 때문에 변이 굳은 것을 무리하게 배변해 항문이 찢어져 생긴다.

또한 치질은 항문의 괄약근이 경련을 일으켰을 때 무리한 배변으로도 생긴다. 그밖에 하반신의 냉증, 폭음·폭식, 자극성 음식이 원인이 되기도 한다. 심리적인 긴장, 스트레스도 원인이 된다.

자연요법

- 항문 주변의 엉덩이, 허벅지와 장딴지에 부항 네거티브 요법을 반복 시술한다.
- 치자와 왕새우 껍질을 함께 태워 검정 분말을 만들어 날마다 먹으면 특효가 있다.
- 식물성 섬유질을 많이 먹는다.
- 아랫도리를 차게 하지 말고 온욕이나 욕탕을 자주 한다.
- 시금치, 당근, 샐러리, 파슬리, 검정깨, 포도, 미꾸라지, 붕어 따위를 꾸준히 먹으면 좋다.
- 마늘 1개를 따뜻한 재에 굽는다. 말랑해지면 껍질을 벗겨

거즈로 한 겹 싼다. 그리고 즙을 내듯이 해서 항문에 끼우고 잔다. 다음 날 아침까지 마늘 수분이 깨끗이 흡수된다. 하루에 2~3번 새 마늘로 되풀이한다. 2주간 계속하면 심한 치질도 좋아진다.

치질의 부항 치료점

● 부항 치료점

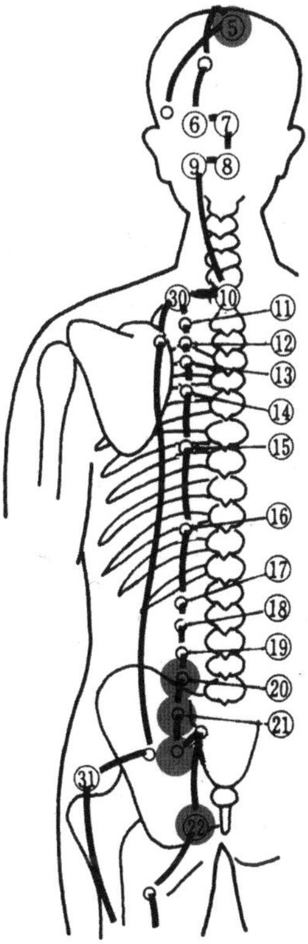

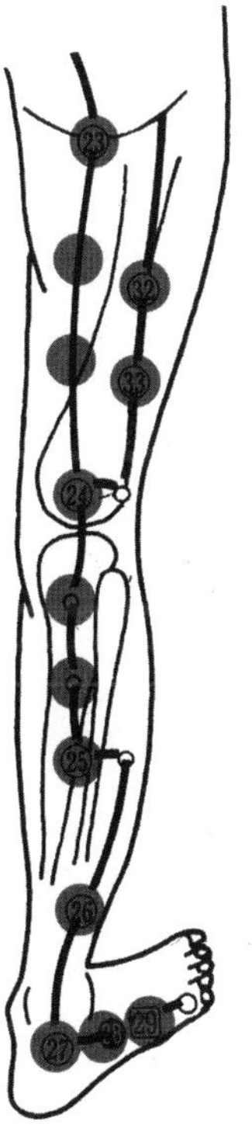

— 간염 —

B형 바이러스에 감염된 보균자가 우리나라 전체 인구의 12%에 이른다. 간염 환자가 격증하여 간염은 바야흐로 국민병이나 다름없이 되어 간염 예방접종을 하도록 법으로 정하자는 주장까지 나오는 실정이다.

처음에는 감기처럼 팔, 다리 관절이 쑤시고 한기가 들며 미열이 있고 식욕이 떨어지면서 구토가 일어나기도 한다. 그러다가 피부와 눈 흰자위가 노랗게 황달기를 띠는 경우도 있다. 1~2개월 지나 자연히 낫는 경우도 있지만 경과를 오래 끌어 만성 활동성 간염으로 옮겨가기도 한다.

B형 바이러스가 원인이 된 전염성 간염과 독한 약물 사용에 의한 중독성 간염, 그리고 과로와 과식으로 간을 혹사시킨 결과로 발병하기도 한다. 평소에 폭음, 폭식, 약물 과용 등 간을 혹사하는 사람은 아무리 예방접종을 철저히 해도 안심할 수 없다.

자연요법

- 복부 가운데와 허벅지와 정강이에 집중적으로 부항 네거티브 요법을 반복 시술한다. 부항 네거티브 요법은 모든 염증성 질환에 효과가 뛰어나지만 특히 급성 간염은 20일, 만성 활동성 간염도 3개월이면 효과를 본다. 날마다 전체요법 한

번과 국소요법을 여러 차례 꾸준히 하면 된다.

민간요법

- 현미식과 케일 녹즙 마시기를 같이 하면 효과적이다.
- 육류나 가공식품, 화학약제 따위는 일절 멀리하고 운동을 적당히 하되 과로는 삼가야 한다. 간에 무리가 가지 않도록 휴식하는 것이 무엇보다 중요하다.
- 간질환은 다른 장기에 비해서 진행도 빠르고 효과도 빠른 특징이 있다. 진행을 일단 정지시키고 악화만 안 되면 즉시 호전되는 사례가 많아 가부간에 승패가 빠른 편이다.

— 간경변 —

간경변은 간 일부가 딱딱하게 굳어지면서 기능을 잃는 병인데도 간에서는 별다른 통증을 느끼지 못한다. 처음에는 자각 증상을 느끼지 못하는 것이 이 병을 악화시키는 요인이 된다.

증세가 심해지면 밥맛이 떨어지고, 위장 부위에 중압감을 느끼며 헛배가 부르는 등 만성 위장병과 비슷한 증상이 나타나기 시작한다. 더 심해지면 배에 물이 차거나 부종이 생기기도 하고, 배꼽 둘레에 정맥이 튀어나와 마치 실뱀이 꿈틀거리는 것처럼 보이기도 한다. 그러면서 토혈, 하혈, 구토, 설사 따위를 일으킨다.

발병 원인은 과음과 지나친 육식, 자극성 있는 음식을 너무 많이 먹는 것이다. 결핵, 매독, 말라리아, 당뇨병 때문에 발병하기도 한다.

자연요법

- 등 오른쪽과 옆구리에 부항 네거티브 요법을 반복 시술한다.
- 간경변에는 아직 신통한 특효약이 없는 만큼 식이요법이 중요한 치료방법이다.

식이요법

- 육류, 달걀, 생선회, 백설탕 같은 산성 식품은 절대 먹지 않는다.
- 채소, 해초 같은 알칼리성 식품을 많이 먹는다.
- 두부, 밀기울, 참깨 같은 식물성 지방질과 단백질을 먹는다.
- 술과 자극성이 강한 음식은 절대 먹지 않는다.

약이 되는 음식

- 호박, 검정깨, 검정콩, 콩, 청국장, 밀기울, 부추, 시금치, 토마토, 땅콩, 김, 청태, 다시마, 사과 등

민간요법

- 감초 뿌리를 진하게 달여 마시면 해독작용을 하므로 효과가 크다.
- 구기자나무 뿌리의 껍질을 달여 마시면 간장의 열을 식힌다.
- 결명자 씨 20g과 이질풀 20g을 540cc(약 3홉) 물에 넣어 360cc(약 2홉)로 졸여서 하루 3번 밥 먹기 전에 마신다. 계속하면 반드시 좋은 효과를 거둔다.
- 마늘, 토마토, 호박 세 가지를 꾸준히 먹으면 비타민 B_2를 풍부하게 공급하고 소화를 도우며 이뇨작용을 하므로 간장병에서 오는 복수현상을 미리 막는 데 뛰어난 효과를 거두게 된다.
- 오른쪽 갈비뼈 밑에 있는 간장 부위에 뜨거운 생강탕으로 20분간 찜질하는 것도 좋은 요법이다. 생강탕을 만드는 방법은, 묵은 생강 40g가량을 강판에 갈아 자루에 담는다. 이것을 900cc(약 5홉) 물에 담가 센 불에 펄펄 끓인다. 생강즙이 충분히 우러났을 때 깨끗한 수건을 담갔다가 꺼내어 살짝 짜서 간장 부위를 찜질해준다. 30분 동안 계속하면 효과가 무척 좋다.
- 환부 일대에 비파엽액을 습포하고 그 위에 온열요법으로 훈증한다. 매일 2시간씩 한다.

간염, 간경변의 부항 치료점

● 부항 치료점

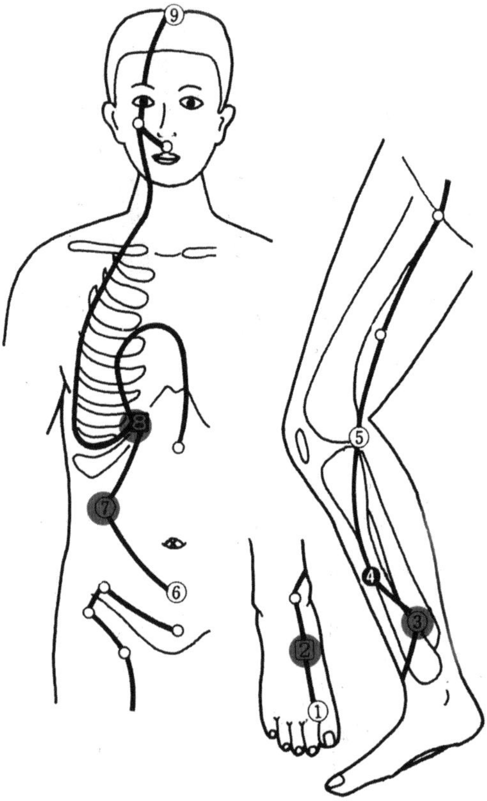

● 부항 치료점

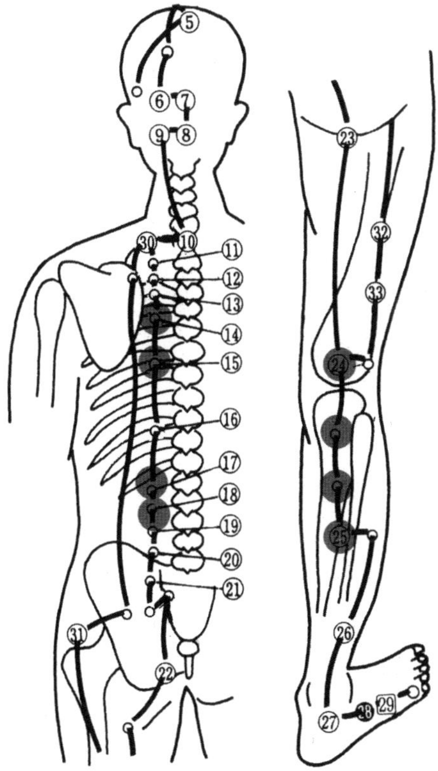
5
6
7
9
8
30
10
11
12
13
14
15
16
17
18
19
20
21
31
22
23
32
33
24
25
26
27
28
29

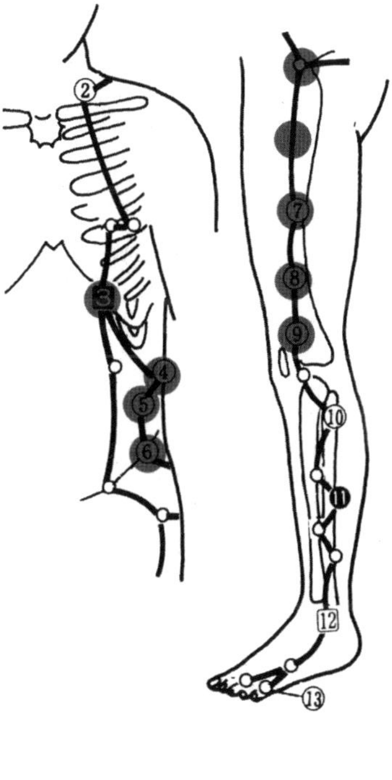
2
3
4
5
6
7
8
9
10
11
12
13

—충치—

어금니 파인 곳이나 이 사이에 세균이 들어가 잠식한다. 처음에는 갈색이던 것이 나중에는 검어지고 구멍이 뚫린다. 찬 공기나 찬물이 닿으면 시리고 뜨거운 것이나 찬 것, 단 것을 먹으면 아프다. 이 표면에 음식물 찌꺼기가 달라붙으면 세균이 산을 만들어 이의 석회분을 녹이기 때문에 충치가 생긴다.

충치 발생의 원인으로는 산성 식품과 설탕의 과잉섭취에 따른 타액의 산성화, 이의 불결, 이의 마멸, 칼슘 부족을 들 수 있다.

자연요법

- 볼과 무릎 일대에 부항 네거티브 요법을 반복 시술한다.
- 당분 섭취를 삼가고 침을 산성화하지 않기 위해 육류, 달걀, 과자 따위를 먹지 않는다.
- 채소, 해초, 과일 같은 알칼리성 식품을 의무적으로 많이 먹는다.
- 밥 먹은 뒤 이를 깨끗이 닦는다.
- 무즙을 내어 아픈 이에 머금고 있으면 통증이 가신다.
- 파뿌리나 쑥잎을 날 것으로 아픈 이로 씹는다.
- 푸른 솔잎이나 남천나무(매자나무과의 상록 관목. 높이 3m 정도. 6~7월에 작고 흰 꽃이 피며, 가을에 둥근 열매가 빨갛게 익는다. 관상

용이며 줄기, 잎, 열매는 약으로 쓴다) 잎을 아픈 이로 씹으면 통증이 멎는다.

- 은(銀)물 이온수를 입 안에 머금고 양치질해도 충치, 구내염 등에 탁월한 효과가 있다.
- 호이초(등이초, 석하엽이라고도 한다. 높은 산 중턱에서 자란다. 줄기는 뭉쳐나고 곧게 서며, 높이는 25cm 정도다. 달걀 모양의 꽃잎이 5개 있다) 생잎을 하루 3~4번씩 아픈 이로 씹는다.
- 죽염(竹鹽)을 이 사이에 머금고 침이 고이면 삼키면서 양치질한다.

충치의 부항 치료점

● 부항 치료점

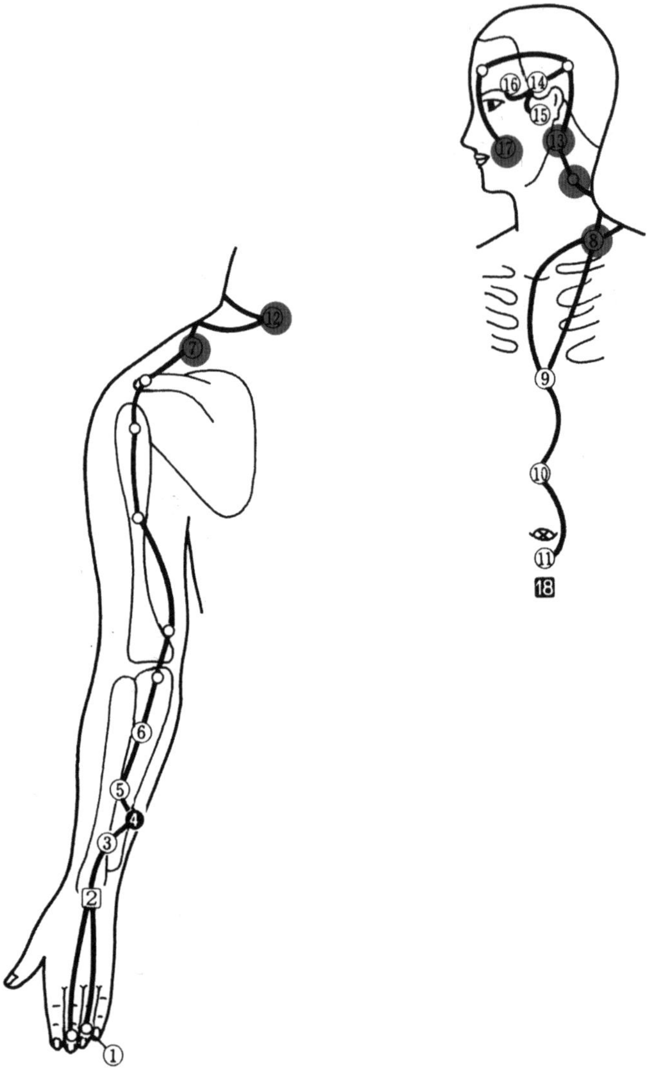

순환기 질환

— 고혈압 —

초기에는 자각증상이 적기 때문에 스스로 깨닫지 못하지만 혈압이 높아짐에 따라 두통, 현기증과 숨이 차고 가슴이 두근거리는 증상이 나타난다. 혈압은 최대 150에서 250까지 상승한다.

고혈압의 원인은 유전, 생활환경, 한랭 등의 영향으로 분석한다. 소금기의 과잉섭취로 일어나기도 한다. 또 동맥경화도 혈압을 높인다. 따라서 콜레스테롤이 많은 음식을 너무 많이 먹으면 고혈압을 일으키는 원인이 된다.

자연요법

- 왼쪽 어깨 일대와 목에서 꼬리뼈까지, 그리고 다리 뒤쪽에 부항 네거티브 요법을 반복 시술한다. 한 달 동안 계속하면 반드시 효과를 본다.
- 현미초나 매실 진액, 구연산 등을 적당히 물에 희석해 하루 3번 나누어 마신다.
- 뽕잎 한 줌을 540cc(약 3홉) 물에 넣어 360cc(약 2홉)로 졸여 이것을 하루 분량으로 하여 차 대신 마시면 잘 듣는다. 뽕잎 대신 뽕나무 잔가지를 잘게 썰어 달여 마셔도 효과가 있다.
- 솔잎 50개가량을 물로 씻은 다음 1cm 길이로 썰어 쇠절구에 넣고 물 2컵을 부어 찧는다. 이것을 헝겊으로 짜서 푸른 즙을 하루 3번 빈속에 마시면 뚜렷한 효과를 거둔다.
- 구기자나무 잎을 가을에서 겨울에 걸쳐 채취해 찜통에 넣어 찐다. 이것을 햇볕에 말려 차를 만들어 날마다 마시면 좋다.
- 컴프리 잎을 믹서에 갈아 짜낸 즙을 밥 먹기 30분 전에 180cc(약 1홉)가량 마셔도 효과가 있다.

약이 되는 음식

- 양배추, 오이, 당근, 연근, 무, 우엉, 샐러리, 시금치, 토마토, 검정콩, 감자, 표고버섯, 김, 미역, 다시마, 녹미채(해초의 일종), 사과 등

민간요법

- 술, 담배를 끊고 육류, 달걀, 우유, 설탕을 피하며 일절 과식하지 않는다.
- 한랭을 피한다.
- 필요 이상으로 칼로리를 많이 섭취하지 않는다.
- 소금기 섭취를 줄인다. 중증인 경우는 의사의 지시에 따라야겠지만 경증인 사람도 건강한 사람의 절반인 하루 7~8g으로 줄여야 한다.
- 수분의 과잉섭취를 피한다. 염분이나 수분을 과잉섭취해 신장에 너무 부담을 주는 것도 고혈압의 원인이 된다.
- 동물성 지방질이나 달콤한 과자류는 콜레스테롤을 불어나게 하므로 절대 먹지 않는다.
- 동물성 단백질을 피하고 두부 같은 식물성 단백질을 많이 취한다.
- 피를 산성화시키지 않기 위해 채소, 해초, 과일을 많이 섭취한다.
- 주식을 백미에서 현미로 바꾼다. 변비를 방지하기 위해서도 비타민 $B_1 \cdot B_2$가 풍부하게 들어 있는 현미가 무척 효과적이다.
- 효소 단식을 3일 정도 하면 바로 효과가 있다.

— 동맥경화 —

혈액순환이 고르지 못하고 동맥이 굳어지는 병인데, 증상은 경화현상이 일어나는 부위에 따라 여러 가지로 나타난다. 일반적인 자각 증상으로는 두통, 현기증, 흉통, 불면증에 곁들여 어깨가 뻐근하고 손발이 차고 저리다.

동맥이 굳어지는 까닭은 일종의 노화현상 때문이다. 평생 동안 받은 화학적인 장애 또는 기계적인 장애가 축적되어 일어나는 결과이기도 하다.

물론 체질적인 영향도 적지 않은데, 혈액 속의 콜레스테롤 증가가 경화의 직접적인 원인이라는 사실이 판명되기도 했다. 그러므로 콜레스테롤을 많이 함유한 동물성 지방질을 너무 많이 먹으면 동맥경화를 촉진하는 결과를 가져온다.

자연요법

- 다리 뒤쪽과 엉덩이, 옆구리, 오른손 일대에 부항 네거티브 요법을 반복 시술한다. 동맥경화에는 부항 네거티브 요법이 가장 효과가 있다. 핏줄을 청소하고 피를 깨끗이 하기 때문이다.
- 몸과 마음의 과로를 피한다.
- 과식하지 않는다.

- 효소 원액을 물에 타서 식사 전후에 마신다.
- 콜레스테롤이 많은 동물성 지방질 섭취를 억제한다.
- 술, 담배, 커피, 설탕, 향신료(겨자, 고추, 후추 따위) 같은 음식을 되도록 먹지 않는다.
- 배변 시간을 일정하게 한다.

식이요법

- 채소, 해초, 과일을 많이 먹는다.
- 육류, 달걀, 생선회, 백설탕을 피한다.
- 단백질은 콩이나 콩제품 같은 식물성으로 섭취한다.
- 불포화지방산이 많은 식물성 기름(참기름이나 콩기름 따위)을 먹는다.
- 주식은 백미에서 현미잡곡밥으로 바꾸는 것이 좋다. 현미 8, 율무 1, 팥 1의 비율로 밥을 지으면 이상적이다.
- 메밀도 모세혈관을 강화하는 작용을 하는 것으로 밝혀졌다.
- 식사량을 줄여서 언제나 공복감을 약간 느낄 정도로 조절한다.

약이 되는 음식

- 무, 순무, 연근, 미역, 다시마, 녹미채, 귤, 사과 등

민간요법

- 봄부터 여름에 걸쳐 갓 돋아난 솔잎의 새순을 채취해 물에 씻은 다음 씹어 즙을 삼킨다. 입 안에 남은 찌꺼기는 뱉어버린다. 솔잎에는 비타민 A·C·K가 풍부하게 들어 있으므로 핏줄을 튼튼하게 해 동맥경화를 막는 데 효과가 크다. 만약 솔잎을 씹는 것이 번거롭거나 역겨우면 찧어서 즙을 내어 마셔도 좋다. 또 새 솔잎을 발효시켜 만든 솔잎 술을 밥 먹기 전과 뒤에 1잔씩 마시면 뚜렷한 효과를 볼 수 있다.
- 동맥경화는 고혈압과 상관관계가 있다. 핏줄의 탄력성이 떨어지면 혈압은 오르게 마련이다. 그리고 딱딱해진 핏줄에 높은 혈압이 걸리게 되면 그 핏줄이 파열되기 쉽다. 따라서 피가 원활하게 순환되어 핏줄에 붙어 있는 콜레스테롤을 씻어내기 위해서는 동물성 단백질이나 지방질을 피하고 식물성 지방질을 섭취하는 것이 가장 바람직한 치료법이다.

— 뇌출혈 · 뇌경색 —

갑자기 발작을 일으키며 졸도해서 의식이 없는 혼수상태에 빠진다. 2~3일 후 혼수에서 깨어나도 대개는 언어장애로 말을 못하고 손발이 마비되어 반신불수로 대소변을 가리지 못하는 상태가 된다.

이것의 가장 큰 원인은 고혈압이다. 변비 등으로 장내에 숙변이 쌓였을 때 뇌혈관의 모세혈관이 파열되는 것이다. 겨울철에 찬 곳에 갑자기 나가거나 음주 후 또는 용변하다 흔히 쓰러진다. 50~60대 때 제일 조심해야 한다.

자연요법

- 절대 안정을 취하고 특히 머리 쪽은 움직이지 말아야 한다. 10여 시간 지난 뒤에 관장하는 것이 좋다. 머리 뒤 목부분에 부항요법을 반복 시술한다.
- 되도록 빨리 부항 네거티브 요법을 한다. 전체요법과 국소요법을 하되 마비된 부위에 집중적으로 한다. 쓰러진 후 20일 내에 부항 네거티브 요법을 하면 90% 회복이 가능하다.
- 의식이 회복한 뒤부터는 손발은 되도록 본인이 움직이도록 노력한다. 움직이지 않고 있으면 더 못쓰게 된다.
- 각탕법을 해 하체의 혈액순환을 좋게 한다.
- 떫은 감과 무를 갈아 즙을 짜서 하루 3회 소주잔으로 1잔씩 마시면 효과가 있고 재발하지 않는다.
- 후두부와 목 일대에 날두부로 습포 찜질하면 효과가 있다.

고혈압, 동맥경화, 뇌출혈 · 뇌경색의 부항 치료점

● 부항 치료점

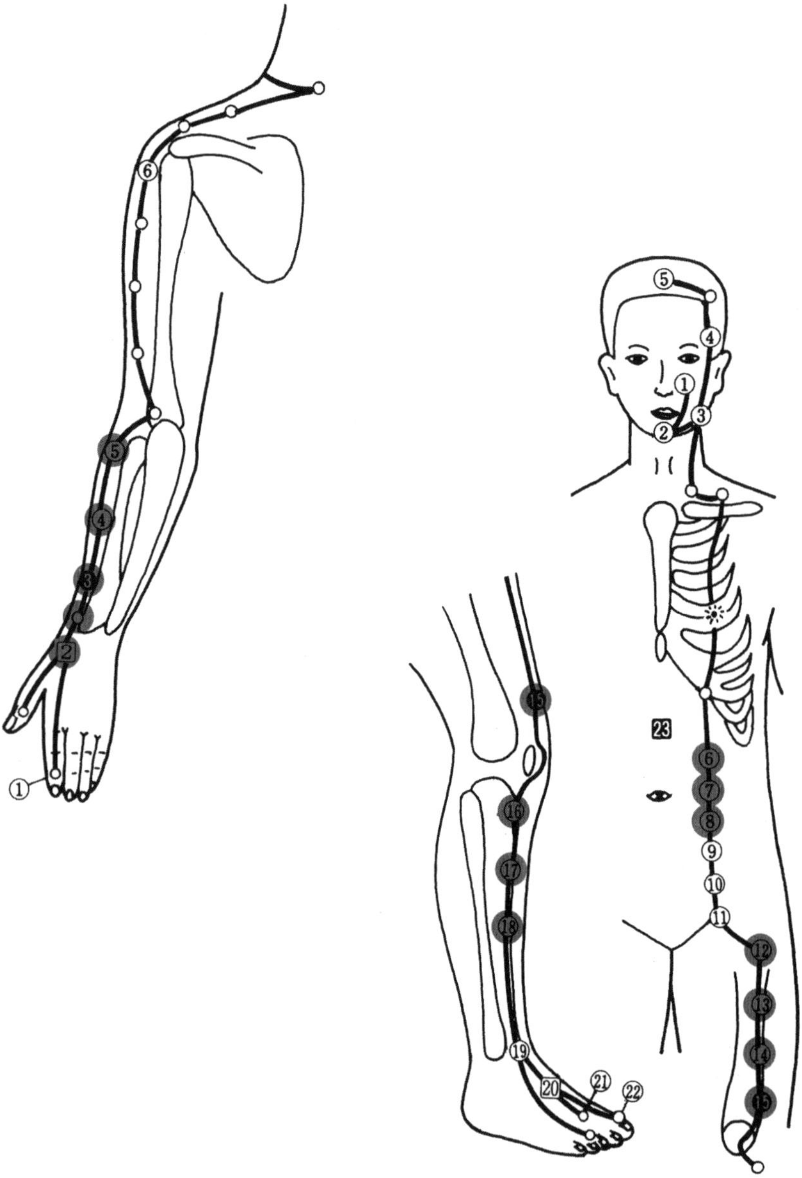

● 부항 치료점

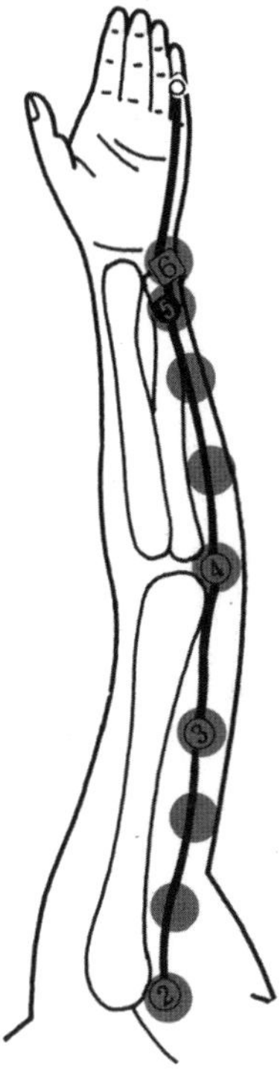

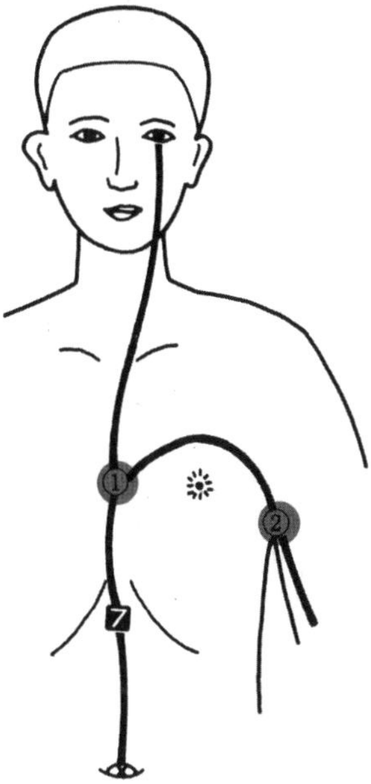

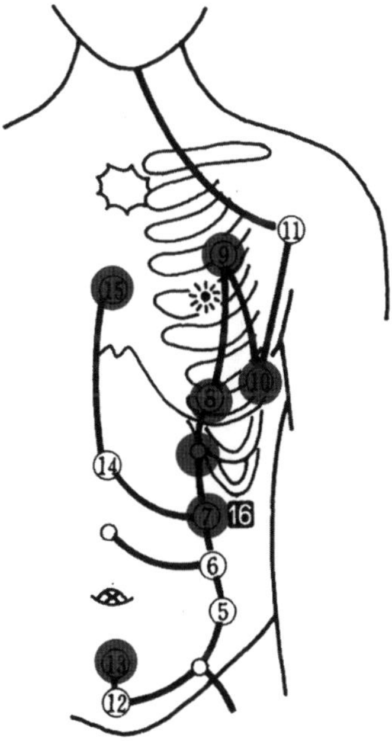

고혈압, 동맥경화, 뇌출혈 · 뇌경색의 부항 치료점

● 부항 치료점

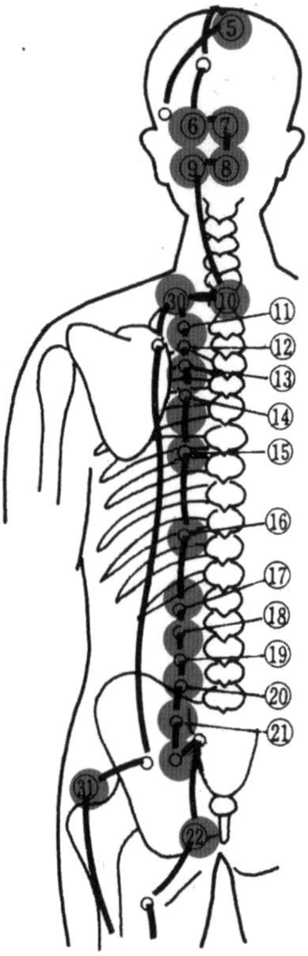

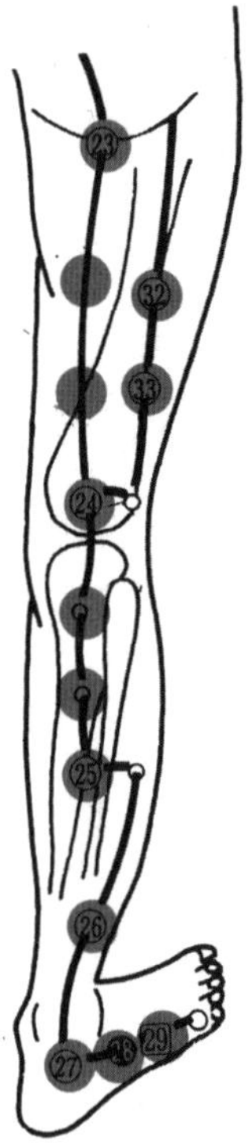

— 협심증 —

갑자기 심장을 쥐어짜듯 오목 가슴이 심하게 아프다. 얼굴은 창백해지고 식은땀을 흘리며 곧 숨이 멈출 듯한 불안감에 휩싸인다.

통증은 1~2분 지속되지만 때로 20~30분 계속되기도 한다. 심할 때는 1주일에 한 번 통증이 올 때도 있고, 컨디션이 좋을 때는 한참 잊어버리고 있다가 수개월 만에 한 번 오기도 한다.

협심증은 심장으로 가는 관상동맥이 막혔거나 굳어 심장에 필요한 산소가 충분히 공급되지 않기 때문에 생긴다. 혈중 콜레스테롤을 높이는 육류를 과식하거나 과로로 피가 탁하고 끈적끈적해진 것이 가장 큰 원인이다.

자연요법

- 왼쪽 어깨와 허리 부근, 오른발 뒤쪽 일대에 부항 네거티브 요법을 반복 시술한다. 통증이 있을 때도 곧바로 네거티브 요법을 하면 진통이 준다.
- 철저히 현미, 채식을 하고 육류를 삼가며 사과, 귤, 포도 등 과일을 많이 먹는다.
- 정신적인 과로나 과격한 운동을 피하고 술, 담배도 삼간다.
- 겨울철 찬 공기에 갑자기 노출되지 않게 하고 목욕할 때도

너무 더운물에 들어가지 않는다.

• 구기자차, 결명자차를 수시로 마시면 변비 예방도 되고 협심증 예방도 된다.

• 마음을 항시 편안하게 하는 것이 중요하다. 통증을 너무 두려워한 나머지 불안한 생각을 하면 오히려 통증을 유발시킨다. 통증이 시작하려고 할 때는 숨을 깊이 들이마시고 곧바로 네거티브 요법을 하면 가볍게 넘어간다.

— 심근경색 —

갑자기 심한 발작을 일으키며 얼굴이 창백해지고 입술이 파랗게 질리며 구토증을 일으킨다. 심장과 가슴 부위가 쥐어짜듯 심하게 아프며 맥박이 고르지 못하게 된다. 하루 정도 지나면 열이 나고 1주일가량 계속되는데 협심증과 다른 점은 통증이 빨리 진정되지 않고 하루 이상 간다는 것이다.

관상 동맥경화에 의한 혈관폐색이나 혈전에 의해 발생하는데, 과도한 육체 운동이나 정신의 흥분, 담배, 과음, 정신적 스트레스, 당뇨병, 성행위 때 일어나는 수가 많다.

민간요법

- 왼쪽 어깨, 왼쪽 팔 일대에 부항 네거티브 요법을 반복 시술한다.
- 3일 정도 단식하고 그동안 과일즙만 마신다.
- 변통이 잘 되게 마그밀을 먹고 관장을 한다.
- 구토증이 있을 때는 찬물이나 얼음물을 마시게 하고 각탕을 한다.
- 손과 발을 주물러 주고 머리와 아랫도리에 지압을 해주면 좋다.
- 회복 후에도 담배, 술, 육류는 절대 금물이고 평소 부항 네거티브 요법을 하면 예방과 치료가 되어 통증이 일어나지 않는다. 심장마비가 될 염려가 있을 때도 네거티브 요법을 하면 예방된다.
- 솔잎을 찧어 즙을 내 마셔도 예방 효과가 있다.

— 심장판막증 —

얼굴빛이 창백해지고 숨이 차며 호흡이 가빠진다. 부정맥이 있고 운동을 하면 호흡곤란을 일으킨다. 심할 때는 발등이 붓고 양볼, 코, 입술에 '치아노제' 현상이 나타낸다.

치아노제는 국소적으로 피 속의 산소가 모자라 피부 본래의 선홍색을 잃고 점막이나 피부가 청색을 띠는 상태를 말한다. 급성이나 만성의 심장내막염이나 동맥경화, 매독, 신장병, 부인병 따위의 합병증으로 발병하는데, 심장판막이 제대로 열리고 닫히지 않아 피의 흐름이 곤란을 일으키는 것이다.

자연요법

- 양 옆구리 일대에 부항 네거티브 요법을 반복 시술한다.
- 과로를 피하고 술, 담배, 자극성 있는 음식을 먹지 말며 성행위를 삼간다.
- 과식하지 말고 싱겁게 먹으며 잠을 충분히 잔다.
- 과일과 채소를 많이 먹는다. 토마토, 사과, 당근 같은 빨간색 천연식품이 좋다.
- 현미, 팥, 율무로 밥을 지어 먹는다.
- 달걀노른자를 태워서 짠 기름인 난황유(卵黃油)는 모든 심장병에 효과가 있다.
- 결명자차, 녹차를 마시고 아침마다 현미초나 과일초에 벌꿀을 한 숟가락씩 찬물에 타 마시는 것도 좋다.
- 매실 진액을 따뜻한 물에 타서 하루 3번 마신다.
- 솔잎을 따 말려 가루로 빻아 먹는 것도 좋다.

협심증, 심근경색, 심장판막증의 부항 치료점

● 부항 치료점

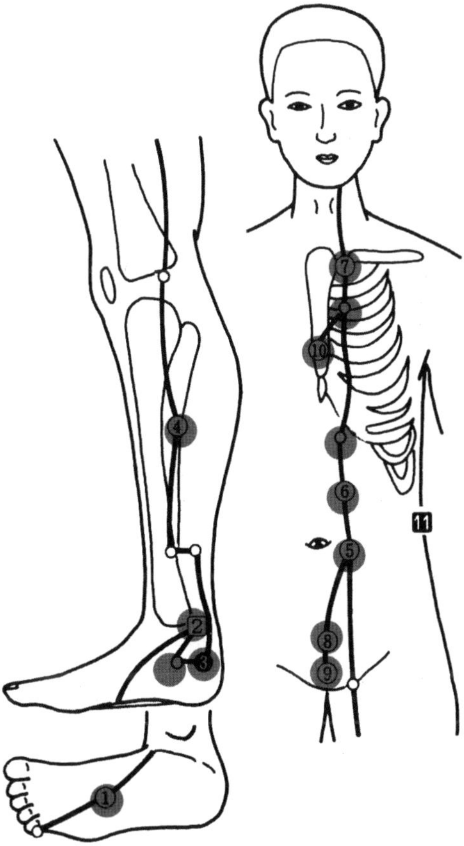

협심증, 심근경색, 심장판막증의 부항 치료점

● 부항 치료점

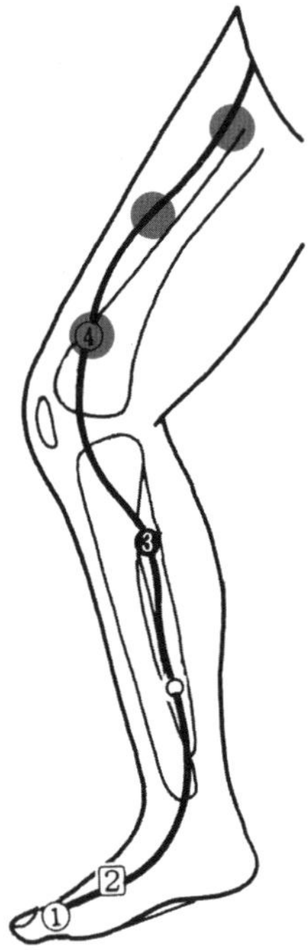

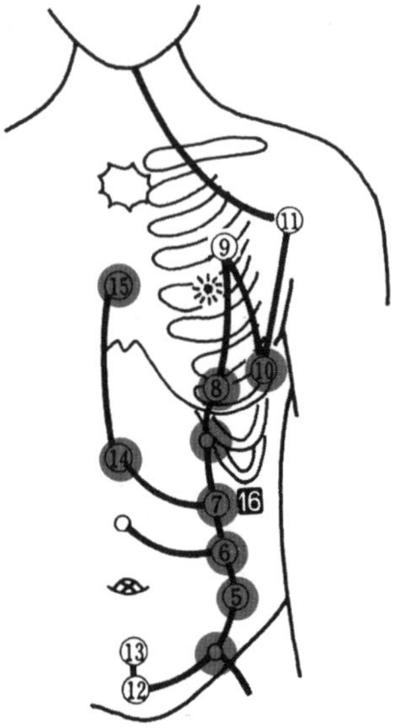

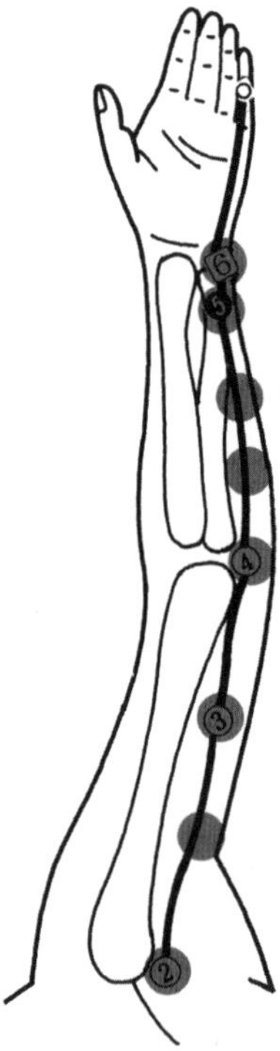

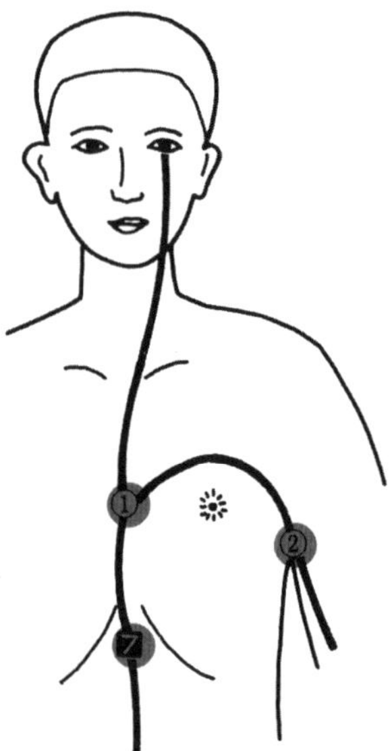

부인과 질환

— 자궁내막염 —

자궁내막염에는 급성과 만성이 있다. 급성은 오한이 나고 열이 나며 복부에 불쾌감이나 통증이 일어난다. 그리고 백대하(白帶下)에 섞여 때로는 출혈도 있다.

만성의 경우는 출혈은 없지만 월경불순을 일으킨다. 자궁내막염은 주로 화농균, 임균, 결핵균 감염으로 발병한다. 유발 요인으로는 감기, 월경 전후의 불섭생, 불결한 상태의 성행위, 유산, 자궁 소파 등을 들 수 있다.

자연요법

- 다리 일대와 허리, 엉덩이에 부항 네거티브 요법을 반복 시술한다.
- 안정을 취하고 성행위를 금하는 동시에 하복부에 냉습포 찜질을 한다. 변비가 있을 때는 완화제를 써서 배변을 꾀한다.
- 만성의 경우 자극성 식품을 피하고 하복부의 보온에 유의한다. 혈액순환을 좋게 하기 위해 앉은 자세로 허리 아래만을 담그는 좌욕을 하면 좋다.

약이 되는 음식

- 팥, 당근, 시금치, 미나리, 파슬리, 참깨, 미역, 다시마 등

민간요법

- 그늘에 말린 삼백초와 질경이를 각각 한 줌씩 섞어 540cc(약 3홉) 물에 넣는다. 그것을 360cc(약 2홉)로 졸여 하루 분량의 차대용으로 마신다.
- 말린 무청을 솥에 넣어 끓여 그 물로 좌욕한다.
- 이질풀 20g을 꿀물을 약간 섞어 540cc(약 3홉) 물에 달여 360cc(약 2홉)로 졸인다. 그 즙을 하루 3번 나누어 마시면 아주 좋은 효과를 볼 수 있다.

자궁내막염의 부항 치료점

● 부항 치료점

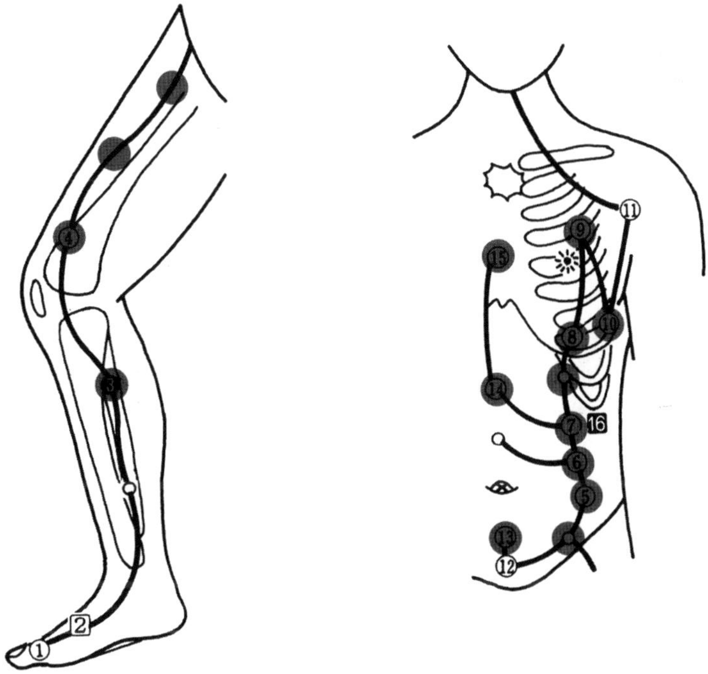

— 대하증 —

대하증에는 생리적인 것과 병적인 것이 있다. 생리적인 것은 별 염려 없으나 병적인 것은 치료가 필요하다.

병적인 대하증에는 점액성, 화농성, 출혈성 등이 있는데, 원인에 따라 각기 증상이 다르다. 중증이 되면 대하 분량이 많아지고 아랫배가 무겁고 괴로워지면서 소변도 자주 누게 되는데 성행위 때 불쾌감을 느끼기도 한다. 임균, 화농균의 감염으로 일어나며, 요즘에는 '트리코모나스'라고 하는 편모충의 기생에 의해 생기는 대하증도 적지 않다.

자연요법

- 왼쪽 아랫배와 허리, 다리 안쪽에 부항 네거티브 요법을 반복 시술한다.
- 매일 반신욕을 하고 국부를 언제나 깨끗이 한다.
- 볶은 소금으로 약간 짠 기가 있을 정도의 미지근한 물을 만들어 국부를 씻는다. 가벼운 증상이면 대개 낫는다.
- 사철쑥을 진하게 달여 마시기도 하고 그 물로 목욕한다.
- 삼 열매(씨앗) 한 줌을 540cc(약 3홉) 물에 달여 360cc(약 2홉)로 졸인다. 그 물을 하루 2~3번 나누어 마신다.

대하증의 부항 치료점

● 부항 치료점

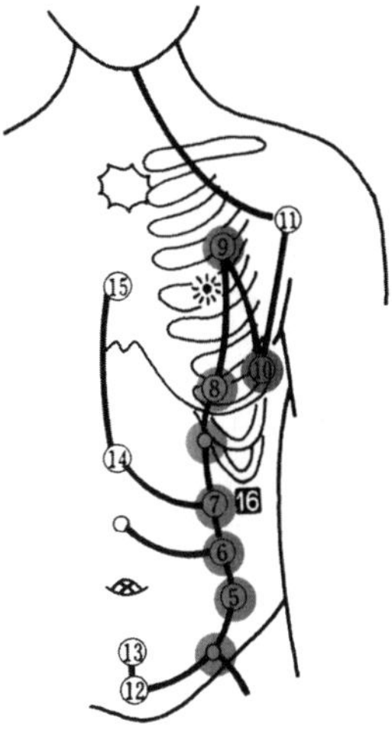

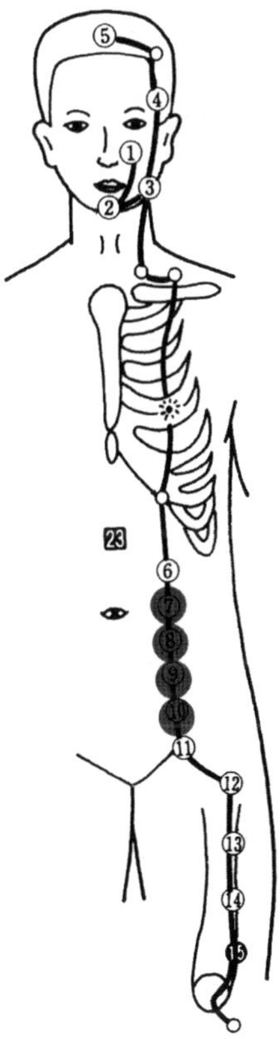

- 월경이상 -

월경이상에는 여러 가지가 있는데 주로 월경과다, 월경불순, 월경곤란을 꼽는다. 월경과다는 월경의 일수나 분량이 보통보다 많고 빈혈이나 쇠약 증세를 일으킨다. 월경불순은 월경 주기가 불규칙해지고 양도 많아졌다 적어졌다 한다. 월경곤란은 월경 동안 아랫배나 허리에 심한 통증이 따른다.

원인은 세 가지 모두 자궁의 발육 불완전, 자궁의 위치 이상, 자궁근종, 그밖의 부인병이나 과도한 성행위, 상습 변비, 심장병 따위로 일어난다.

자연요법

- 허리, 엉덩이, 다리 일대에 부항 네거티브 요법을 반복 시술한다.
- 원인이 되는 질병을 먼저 치료한다.
- 자극적인 식품을 피한다.
- 변비에 걸리지 않도록 조심한다.
- 아플 때는 안정을 취한다.
- 평소에 균형 잡힌 식생활을 하고 운동을 적당히 한다.

민간요법

- 월경과다에는 질경이 풀 15g가량을 540cc(약 3홉) 물에 달여 반으로 졸인 다음 하루 3번 나누어 마신다.
- 월경불순에는 당귀 뿌리를 잘게 썰어 12~13g을 540cc(약 3홉) 물에 달여 반으로 졸인 다음 하루 3번 나누어 마신다.
- 월경곤란에는 향부자 뿌리(사초과의 여러해살이풀. 뿌리 끝에 덩이줄기가 생기는데, 살이 희고 향기가 있다. 여름에 다갈색 꽃이 피는데, 덩이는 위장병과 월경불순 등에 약재로 쓴다) 10g과 질경이 풀 10g을 500cc 물에 달여 300cc로 졸인 다음 하루 3번 나누어 마시면 효과가 뚜렷하다.
- 매일 야채수프 600cc를 3번에 나누어 마신다. 한 달만 계속해도 현저한 효과가 있다.

월경이상의 부항 치료점

● 부항 치료점

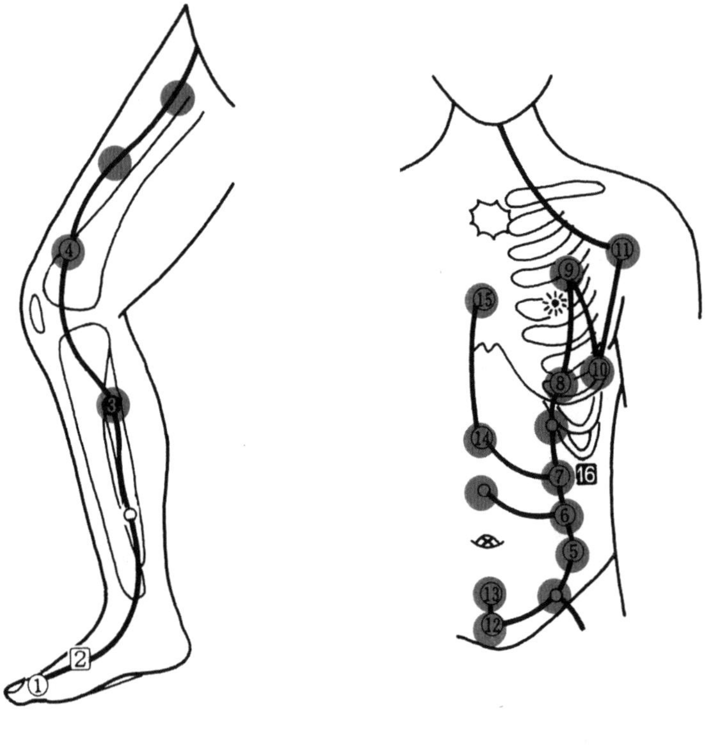

● 부항 치료점

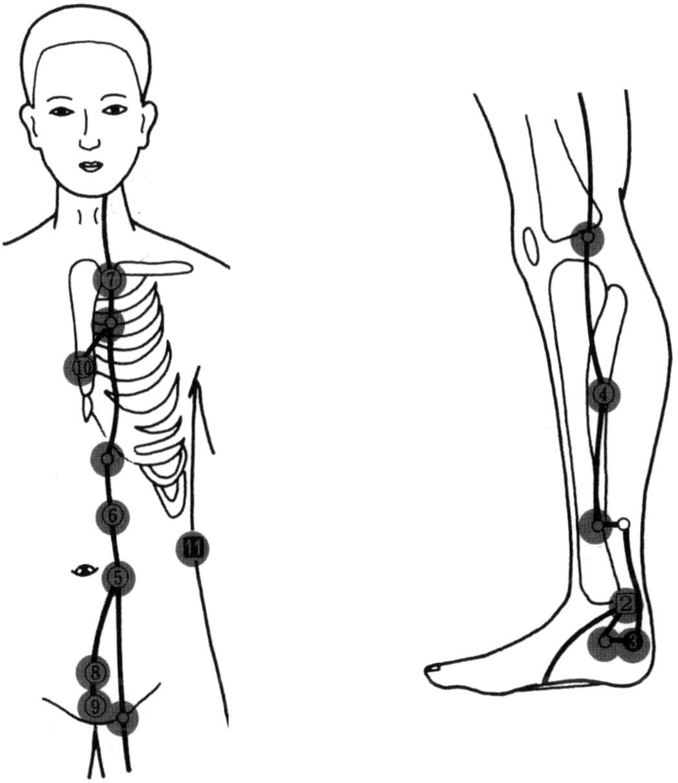

신경계 질환

— 신경통 —

신경통에는 삼차신경통(三叉神經痛 : 안면신경통), 늑간신경통, 좌골신경통이 있다. 삼차신경통은 얼굴에 송곳으로 찌르는 듯한 통증이 일어나고 그 통증이 후두부, 목덜미, 어깨까지 퍼진다. 늑간신경통은 늑골의 한쪽에 통증이 일어나 늑골을 따라 뻗어 옆구리 아래쪽과 잔등까지 아프게 된다. 좌골신경통은 엉덩이에서 허벅지 뒤쪽, 무릎 뒤쪽을 따라 묵직한 통증이 일어나 장딴지, 발까지 뻗친다. 몸을 차게 하거나 걷거나 하면 더욱 아파진다.

삼차신경통은 감기, 충치 등에서 일어나고 늑간신경통은 흉부 질환이나 흉부 타박에 의해, 좌골신경통은 자궁암, 당뇨병 등에 의해 일어난다. 유발원인으로는 몸과 마음의 과로, 잠 부족, 정신의 동요, 한랭, 풍우, 습기, 기후의 격변, 변비 등을 들 수 있다.

자연요법

- 통증이 있는 부위에 부항 네거티브 요법을 하면 신기할 정도로 곧바로 효과가 있다. 왼쪽 옆구리와 허벅지, 장딴지 일대에 반복 시술한다.
- 한랭이나 습기를 피해 보온에 힘쓴다.
- 과로를 피한다.
- 자극적인 향신료(겨자, 후추 따위)를 먹지 않는다.
- 육류, 달걀, 백설탕 따위의 산성 식품을 극히 제한해 먹는다.
- 주식을 현미밥으로 바꾼다.
- 비타민 B_1이 풍부한 식품을 많이 먹는다.
- 잠을 충분히 잔다.

약이 되는 음식

- 연뿌리, 토마토, 다시마, 김, 바지락조개, 참깨, 호박, 당근, 시금치, 콩나물, 사과 등

민간요법

- 생강을 껍질을 벗겨 갈아 즙을 낸 다음 칡뿌리(갈분)와 흑설

탕을 섞는다. 여기에 뜨거운 물을 부어 마신다.

- 흑설탕 200g을 곱게 빻아 달걀 흰자위 반과 섞어 720cc(약 4홉) 물에 넣는다. 이것을 약한 불에 얹어 설탕이 녹으면 센 불로 끓인다. 한번 끓인 다음 다시 약한 불에 20분 동안 달이고 나서 거품을 걷어내고 하루 2번씩 마신다.
- 댕댕이덩굴(방기과의 낙엽 활엽 만초. 산기슭의 양지나 밭둑에 나는데, 줄기는 목질에 가깝고 다른 물체를 감고 뻗는다. 6월경에 황백색 꽃이 피고, 열매는 가을에 검게 익는다. 줄기를 방기(防己)라 하여 약재로 쓴다) 뿌리를 그늘에 말려 굵은 부분 한 줌을 360cc(약 2홉) 물에 넣고 반으로 졸여 하루 3번씩 끼니 중간에 마신다.
- 잘게 썬 뽕나무 잔가지 약 25g과 결명자 씨 20g을 섞어 720cc(약 4홉) 물에 넣고 달인다. 540cc(약 3홉)로 졸인 다음 3번씩 밥 먹은 뒤 마신다.
- 식초를 냄비에 넣고 한창 끓을 때 파뿌리를 집어넣고 다시 끓여 그 속에 수건을 담갔다가 꺼내어 환부를 찜질한다.
- 거지덩굴 뿌리를 찧어 걸쭉한 즙을 천에 발라 환부에 댄다. 마르면 다시 새것으로 갈아준다.
- 껍질을 벗긴 토란 3개와 작은 생강 1개를 강판에 갈아 같은 분량의 밀가루를 섞는다. 이것을 잘 개어 한지에 골고루 발라 자기 전에 환부에 붙인다.

신경통의 부항 치료점

● 부항 치료점

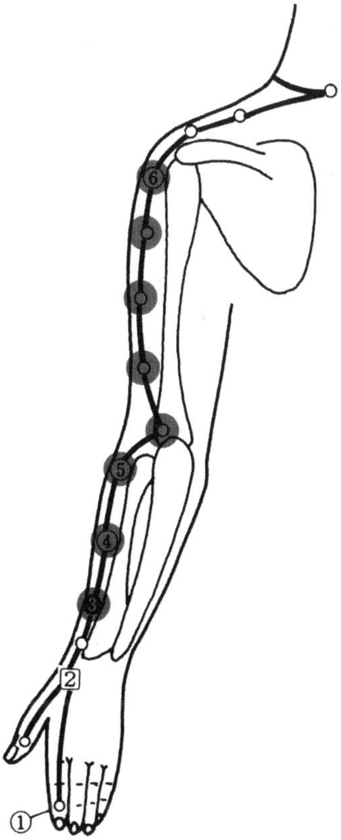

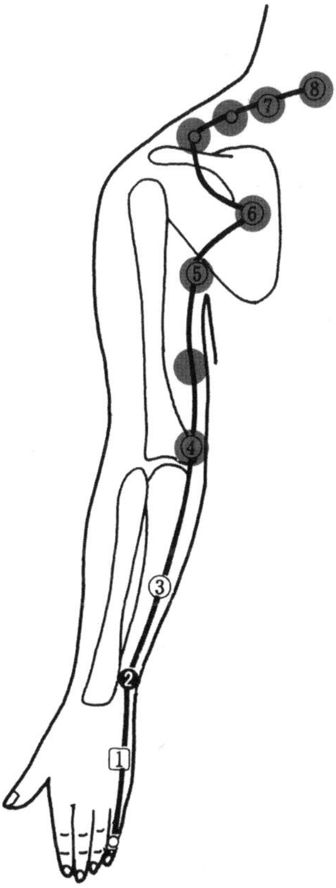

신경통의 부항 치료점

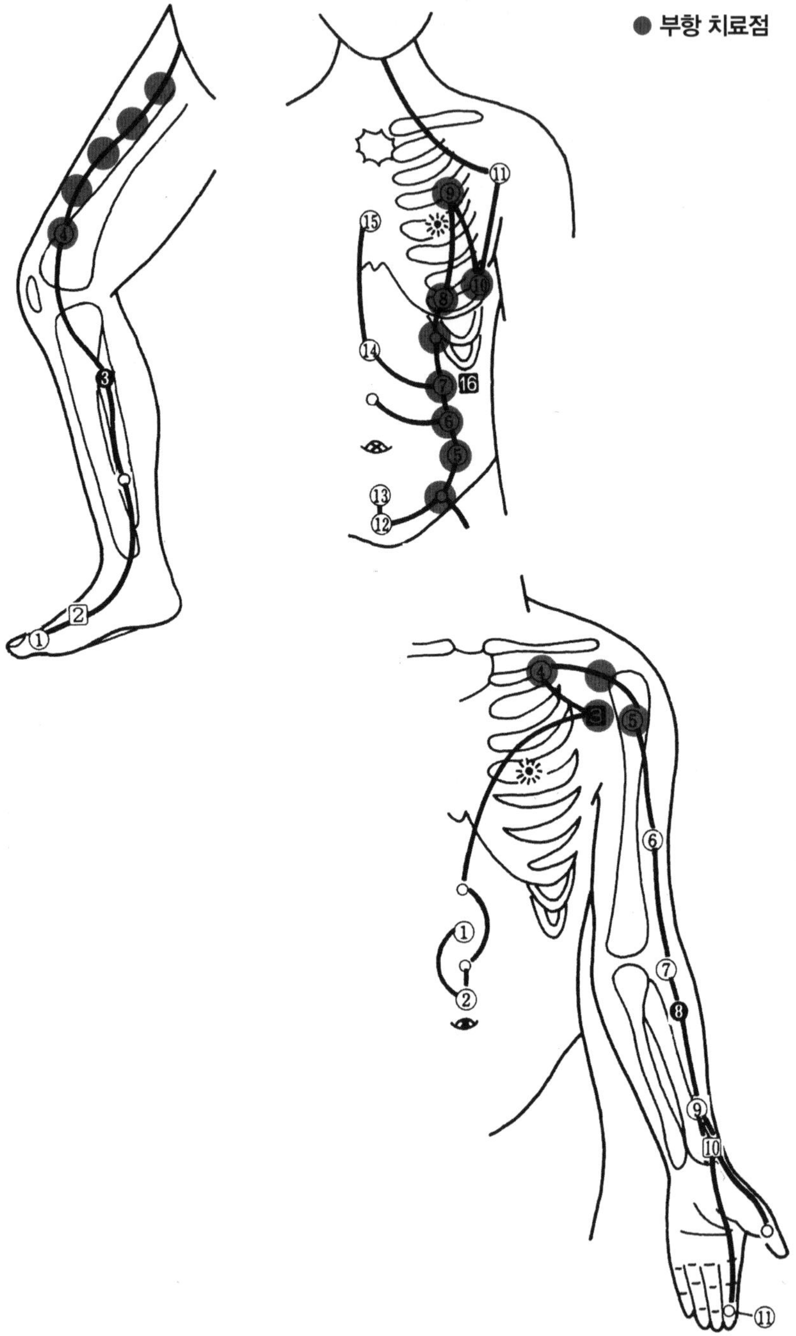

● 부항 치료점

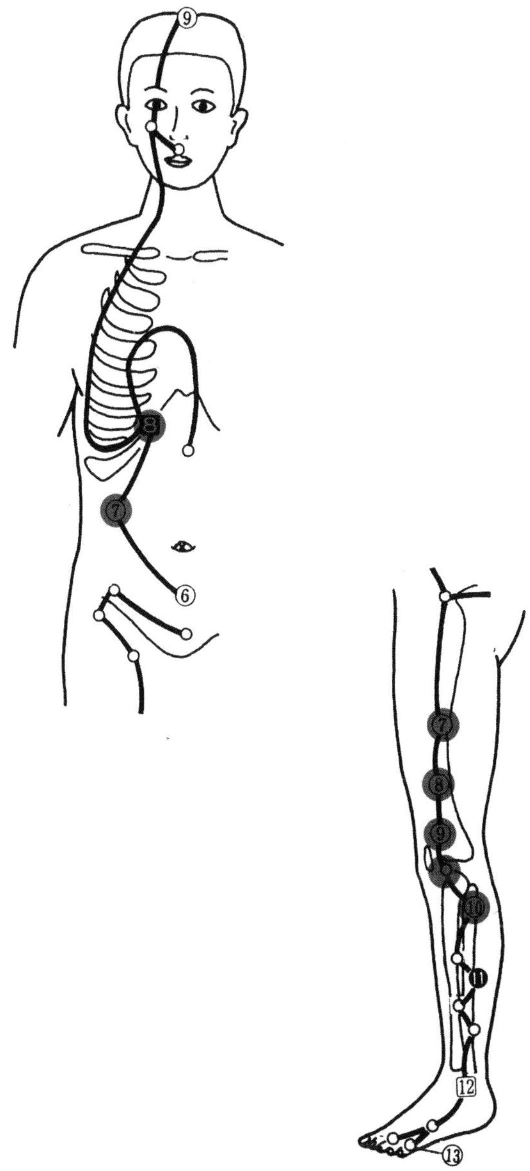

운동기 질환

— 관절염 —

무릎, 팔, 다리 등 고관절 마디가 아프고 붓기도 하며, 무릎에 물이 고이는 수도 있다. 심하면 관절에 변형이 생겨 마음대로 움직이지도 못하고 손가락이 펴지지 않기도 한다. 혈액순환이 잘 되지 않아 근육이 굳어져 온몸이 무거워진다. 평소 습기가 많은 환경에서 살거나 세균감염에서 발생되는 수가 있다. 육류를 즐기는 미식가 중에 잘 걸린다. 관절염 환자는 대체로 신장기능이 떨어져 있어 노폐혈액을 잘 거르지 못해 독소가 소변으로 빠지지 못하고 관절이나 근육 사이에 쌓여 있다가 염증을 일으킨다. 따라서 신장기능을 강화하는 노력이 필요하다.

자연요법

- 골반 주변과 팔에 부항 네거티브 요법을 반복 시술한다. 무릎 일대에 반복 시술하면 무릎에 고여 있는 물도 걷힌다. 2개월에서 3개월이면 효과를 본다.
- 현미, 채식을 하고 연근, 무, 양파, 검정콩, 검정깨, 오이, 당근, 시금치, 부추, 사과, 감, 귤을 많이 먹는다.
- 환부에 생강 찜질이나 겨자 찜질도 효과가 있다. 겨잣가루에 겨자 3분의 1 정도의 밀가루를 섞고 더운물로 이겨 양말 같은 자루에 넣어 환부 주변에 찜질한다. 빨갛게 달아오를 때까지 하는데, 하루 한 번씩 20분가량 하면 된다.
- 평소 증류수나 고로쇠수액, 과일즙, 채소즙을 수시로 마신다.

— 견비통 —

항상 어깨 근육이 무겁고 기분이 좋지 않다. 손을 대보면 어깨 근처가 판자처럼 단단한 느낌이 난다. 이는 몸과 마음의 과로, 스트레스가 원인이다. 또 동맥경화, 고혈압, 폐결핵, 늑막염, 류머티즘, 부인병이 원인인 경우도 있다. 노령 때문에 오는 경우도 있는데 50대 이후에 잘 걸린다 하여 오십견(五十肩)이라고도 한다. 어깨에 울혈이 생겨 노폐물이나 독소가 괴면 생긴다.

자연요법

- 부항 네거티브 요법이 가장 효과적이다. 견갑골 주변과 어깨와 팔 일대에 부항을 반복 시술한다.
- 어깨와 온몸을 마사지한다.
- 비파엽액으로 온습포를 해서 혈액순환을 꾀한다.
- 어깨운동을 자주 한다.
- 생강을 갈아 약 4배의 밀가루를 섞어 물로 반죽한다. 이것을 종이나 헝겊에 발라 어깨에 붙이면 잘 듣는다.
- 생강과 토란을 갈아 밀가루를 약간 섞어 반죽한다. 이것을 헝겊에 발라 어깨에 붙이면 20~30분 뒤에 효과가 나타난다.
- 무즙을 헝겊에 싼다. 수분이 흐르지 않게 해서 어깨에 붙인다.
- 남천나무 잎을 잘게 썰어 강판에 간 다음 밥을 약간 넣고 반죽한다. 찐득찐득하게 되면 어깨에 바른다.
- 수선화 구근을 갈아 구근 양의 절반 정도 되는 밀가루를 섞어 반죽해 어깨에 바른다. 울혈을 해소해준다.

— 염좌 —

통증이나 붓는 것은 타박상과 비슷하나 장소가 관절 부위이므로 통증 때문에 관절운동 장애가 생긴다. 관절을 굽히면 강렬한 통증을 일으킨다. 관절 내에 출혈이 있으면 관절 전체가 부어오른다. 염좌는 운동이나 보행으로 몸이 비틀려서 관절을 무리한 방향으로 굽히다가 관절 조직에 손상을 입는 것이다.

자연요법

- 환부와 가슴과 복부 일대에 부항 네거티브 요법을 반복 시술한다.
- 관절을 안정하게 하고 타박상과 같이 냉습포를 한다.
- 관절의 안정 유지는 손상 때 비틀린 반대 방향으로 관절을 굽혀서 고정해두는 것이 좋다.
- 참기름을 환부에 바른다.
- 치자 열매를 분말로 한 것에 밀가루를 섞어 반죽해 환부에 두툼하게 바른다.
- 밀가루를 식초로 반죽해 두꺼운 종이에 발라 환부에 붙인다.
- 무즙을 그대로 헝겊에 발라 환부에 붙인다. 마르면 새것으로 바꾸어 또 붙인다.
- 처음에는 냉습포를 하고 부기가 가라앉으면 온습포를 한다.
- 생강과 토란을 같은 분량으로 갈아 환부에 습포하면 효과적이다.

관절염, 견비통, 염좌의 부항 치료점

● 부항 치료점

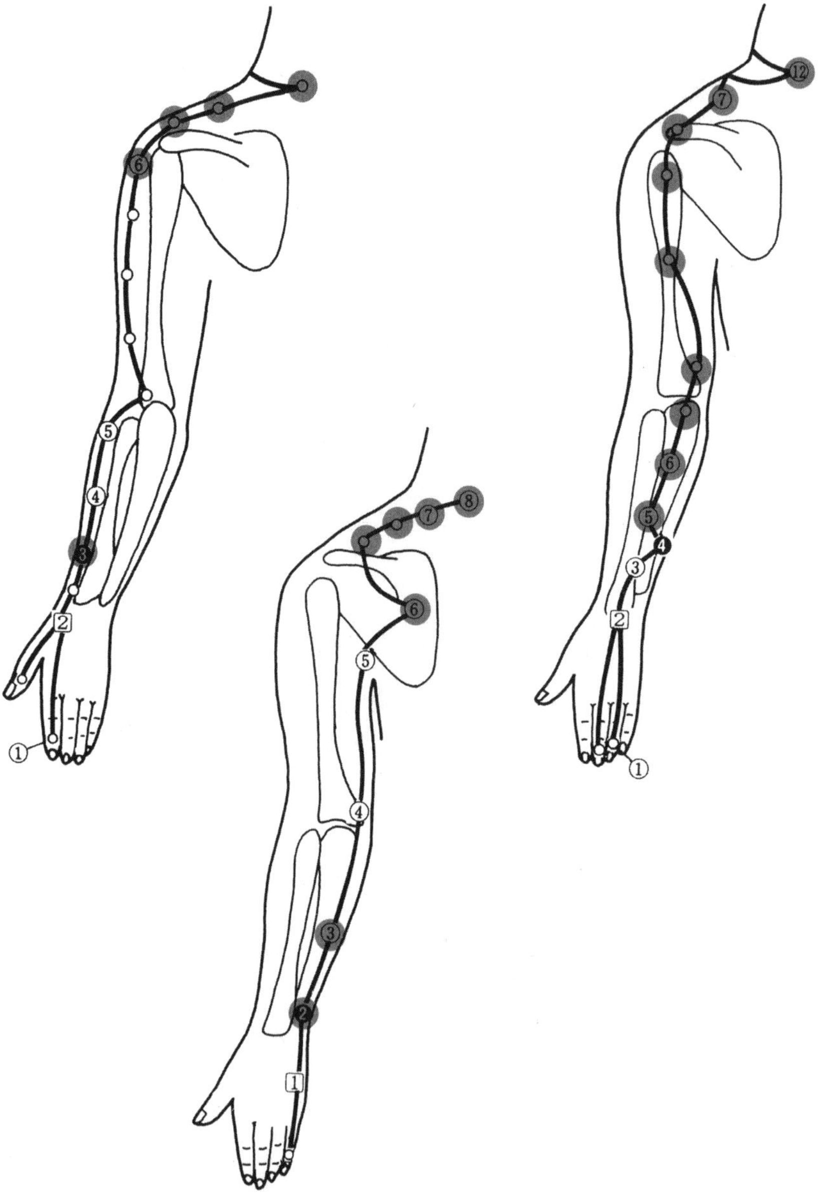

호흡기 질환

— 폐결핵 —

초기 증상으로 미열, 식욕부진, 기침, 빈혈이 일어나고 피로감을 느낀다. 그러한 증상이 점점 심해진다. 초기에는 가래가 별로 나오지 않지만 병세가 진행됨에 따라서 횟수와 양이 증가한다.

가래를 현미경으로 조사해보면 무수한 결핵균을 확인할 수 있다. 각혈하는 수도 있다. 아침에는 열이 없다가 오후부터 밤에 걸쳐 열이 오른다. 아주 초기부터 잠잘 때 식은땀을 흘린다. 원인은 결핵균이 폐에 침범했기 때문이다. 그러나 결핵균에 감염되었다고 해서 모든 사람이 발병하는 것은 아니다. 균의 힘이 강하거나 양이 많을 때 또는 몸의 저항력이 쇠약해졌을 때 걸린다.

자연요법

- 왼쪽 가슴 일대와 팔 전체에 부항 네거티브 요법을 반복 시술한다.
- 열이 있을 때는 안정을 취한다.
- 신선한 공기를 마신다.
- 균형 있는 영양식을 취한다.
- 위장 강화에 힘쓴다.
- 혈액의 산성화를 피한다.
- 지나치게 걱정하지 말고 정신안정에 힘쓴다.

식이요법

- 비타민 A·B_1·B_2, 칼슘을 풍부하게 함유한 음식을 먹는 것이 제일 좋다. 주식을 백미밥에서 현미밥으로 바꾸는 것이 가장 먼저 할 일이다. 부식으로 녹황색 채소, 콩류, 해초류를 많이 먹는다.
- 피가 산성화되는 것을 막기 위해 육류, 달걀, 생선회, 백설탕은 되도록 먹지 말고 멸치 같은 작은 생선을 통째 먹는 버릇을 들인다.
- 감미는 흑설탕이나 벌꿀로 취하며 모든 음식물을 잘 씹어 먹는다.

약이 되는 음식

- 당근, 양파, 연근, 마늘, 양배추, 미나리, 샐러리, 검정콩, 콩, 청국장, 땅콩, 두부, 파, 참깨, 토마토, 무, 미역, 곤약, 미꾸라지, 조개, 해삼, 은행 등

민간요법

- 청국장은 영양가도 높고 살균력도 강한 식품이므로 무채를 곁들여 먹으면 밥맛이 좋아지고 회복력도 강해진다.
- 사과 1개를 갈아 즙을 내고 거기에 무즙을 섞는다. 밥 먹을 때마다 1잔씩 마시면 위장의 소화 흡수력을 높이고 뛰어난 강장효과를 나타낸다.
- 율무를 껍질째 찧어 찻숟가락 10개가량에 약간의 감초를 섞어 1.8L 물에 넣어 센 불에 달인다. 한번 끓었을 때 불을 약하게 해 30분 동안 그대로 두었다가 그 즙을 차 대신 수시로 마신다.
- 산에서 나는 산마를 구워 먹으면 강장효과가 있고 식은땀을 막아준다. 구울 때는 불에 얹어도 되고 뜨거운 잿불 속에 묻어도 되는데, 껍질을 벗겨 먹는다.
- 메뚜기에 마늘 간장을 발라 구워 먹는 것도 좋다. 메뚜기 냄새가 싫은 사람은 생강을 섞어 볶으면 된다. 또 메뚜기와 검정깨를 구워 가루로 만들어 섞은 다음 밥에 뿌려 먹는 것도

좋다. 메뚜기는 폐결핵에 아주 좋은 특수한 성분을 지니고 있다.

- 마늘을 으깨 즙을 내 찻숟가락 절반씩 하루 몇 차례 마시면 효과가 있다.

폐결핵의 부항 치료점

● 부항 치료점

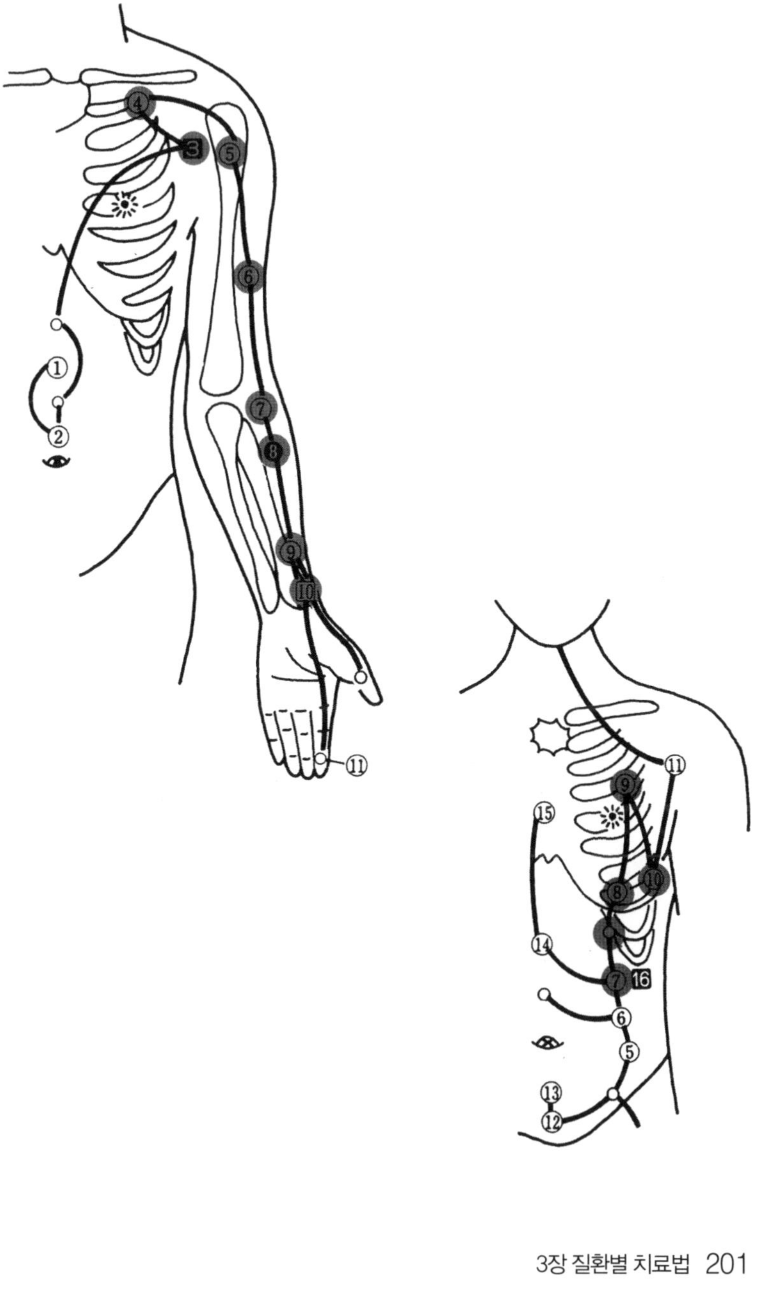

— 천식 —

천식이라고 하면 대개 기관지 천식을 말한다. 심한 발작성 호흡곤란이 갑자기 일어난다. 가슴이 답답해지고 숨을 쉴 때 거북한 소리가 난다. 열은 나지 않지만 맥박이 빨라진다. 호흡곤란은 보통 몇 십 분에서 몇 시간, 때로는 며칠에 걸쳐 계속되기도 한다. 그러다가 기관지에서 끈적끈적한 가래가 나오기 시작하면서 조금씩 괜찮아진다. 가래가 충분히 나오고 나면 멎는다.

발병 원인은 확실히 밝혀져 있지 않다. 유전적 소질에서 일어난다는 설, 자율신경의 미주신경이 이상하게 흥분하기 때문이라는 설, 호르몬 이상 때문이라는 설, 알레르기 상태가 발작을 일으킨다는 설 등 여러 가지가 있다.

아무튼 급격한 온도 변화, 기압이 급작스럽게 떨어지거나 공기 속의 먼지나 꽃가루 또는 털럭 등이 자극이 되어 발작을 일으키는 것으로 알려져 있다.

자연요법

- 왼쪽 등과 왼쪽 가슴에서 옆구리까지 부항 네거티브 요법을 반복 시술한다.
- 일시적으로 호흡곤란을 진정시키는 방법이 없기 때문에 현대의학에서 골치를 앓는 난치병이다. 극심한 호흡곤란시 가

슴 일대에 부항 네거티브 요법을 시술하면 진해, 진통작용을 한다.

- 몸과 마음을 안정시키고 담배나 술 같은 자극적인 식품이나 우유, 달걀, 청어, 새우, 게, 죽순, 가지 따위의 알레르기를 일으키는 음식을 먹지 않는다.
- 일광욕, 냉수마찰, 적당한 운동, 식사 개선 등으로 체질을 바꾼다.
- 온천의 탄산천이 몸에 좋다.

약이 되는 음식

- 연뿌리, 검정깨, 검정콩, 호박, 양파, 당근, 시금치, 무, 우엉, 샐러리, 머위, 곤약, 쑥갓, 토란, 감자, 참마, 컴프리 등

민간요법

- 머위 줄기를 3cm 길이로 잘라 연한 간장에 쪄 먹는다. 잎도 잘게 썰어 간장에 양념해서 먹어도 된다. 봄철에 돋아나는 머위의 장다리는 된장국에 넣어 먹는다. 머위 뿌리를 그늘에 말렸다가 달여 차 마시듯 마신다.
- 커다란 배를 7 대 3의 비율로 쪼갠다. 씨를 파내고 구멍에 흑설탕을 넣고 작은 쪽으로 뚜껑을 한다. 그것을 불 위에 얹고 구우면 설탕이 녹으면서 엿처럼 걸걸해진다. 이것을 순

가락으로 긁어먹되 잠자기 바로 전에 먹는 것이 좋다. 처음에는 1주일에 한 번씩 3개월간 먹고, 그 뒤부터는 1개월에 한 번씩만 먹으면 된다.

- 송진을 말려 가루로 만들어 찻숟가락 1개 분량씩을 하루 2번씩 밥 먹기 바로 전에 먹는다. 분량이 너무 많으면 위장을 해치기 쉬우므로 위장이 약한 사람은 조금만 먹어야 한다(이 요법을 3개월 동안 계속 실시해서 몇 십 년에 걸쳐 고생하던 고질적인 천식을 고친 사례도 많다).
- 겨자와 밀가루를 같은 양을 섞어서 따뜻한 물에 갠 뒤 목 주변 환부에 찜질한다.

천식의 부항 치료점

● 부항 치료점

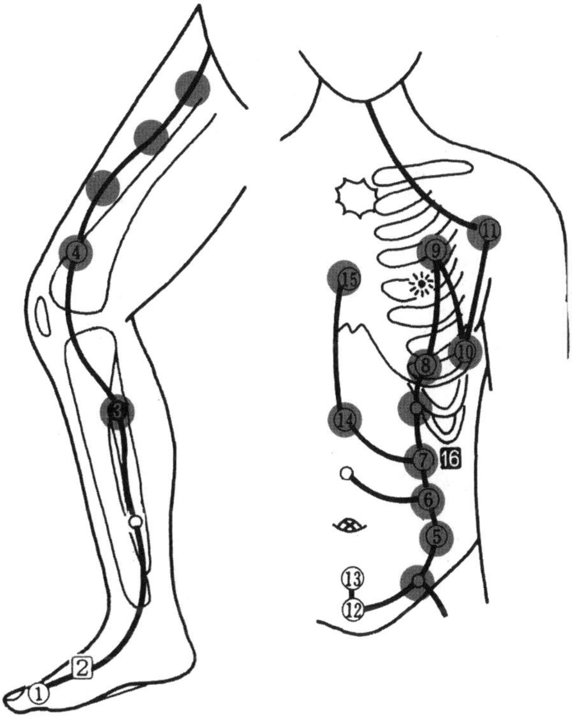

천식의 부항 치료점

● 부항 치료점

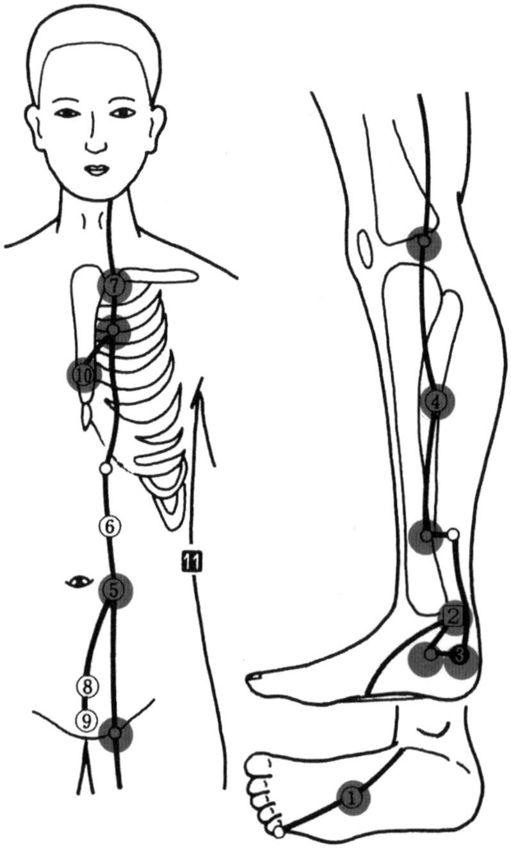

● **부항 치료점**

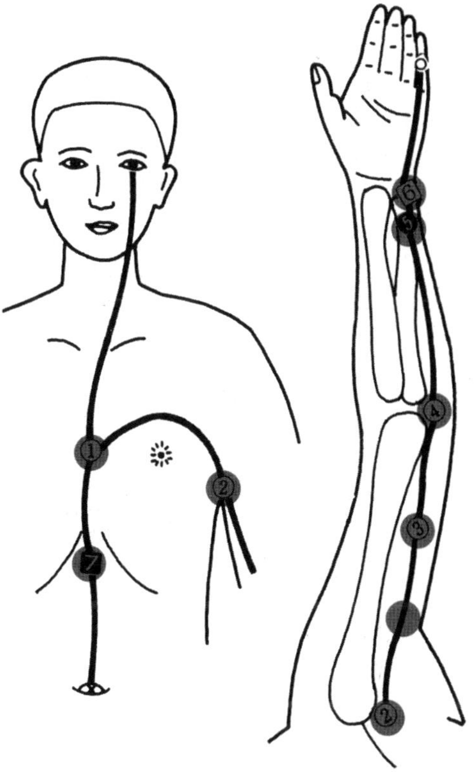

— 감기 —

감기 증상은 사람에 따라 다소 차이는 있으나 대체로 가벼운 경우는 오한, 콧물, 재채기, 미열이 일어나는 정도지만 심해짐에 따라 기침이나 가래가 나오고 목과 가슴에 통증을 느낀다. 악성이 되면 고열, 두통, 식욕부진, 전신권태 등이 따른다.

감기는 그 자체는 별로 대수로운 질병이 아니지만 만병의 근원이라고 할 만큼 다른 병을 유발하기 쉽다. 곧 기관지염, 폐렴, 폐결핵, 심장병, 신장병, 류머티즘 등을 일으킬 우려가 있다.

감기의 원인은 바이러스, 세균감염, 알레르기 때문이라는 등 여러 설이 있지만 아직 확실하게 밝혀지지는 않았다. 그러나 유발 요인으로는 기후의 변화, 목욕 후의 한기, 밤샘, 공기의 불결 등을 들 수 있다.

감기에 잘 걸리는 체질은 피부가 약한 사람, 영양이 나쁜 사람, 위장이 약한 사람, 중병을 앓고 나서 쇠약한 사람이다. 또 과로·과식 끝에 걸리는 수가 많다. 하루 정도 단식하면서 몸을 따습게 해주면 좋다.

자연요법

- 평소 부항 네거티브 요법을 계속하면 체질이 개선되어 감기에 잘 안 걸린다.

- 코가 막힌 데는 뜨거운 물수건을 코에 얹으면 좋다. 식기 전에 여러 번 되풀이한다. 목이 부었을 때는 따뜻한 식염수로 하루 2~3번 양치질한다.
- 몸을 따습게 하는 반신욕을 한다.

민간요법

- 생강을 갈아 컵에 넣고 끓는 물을 부어 마신 다음 더운 방에서 두꺼운 이불을 덮고 잔다. 몸이 훈훈해져 땀을 흠뻑 흘리고 나면 아침에 거뜬하게 낫는 수가 많다.
- 파를 잘게 썰어 큰 숟가락으로 듬뿍 떠서 공기에 넣는다. 거기에 된장을 약간 풀고 끓는 물을 부어 마신다. 그리고 두꺼운 이불을 덮고 자면 땀을 흘리고 개운해진다.
- 연뿌리를 강판에 갈아 공기에 넣는다. 거기에 금귤 2개를 썰어 넣고 소주와 설탕을 약간 섞어 끓는 물을 가득 부어 뚜껑을 닫는다. 5분쯤 지난 다음 마시고 자면 낫는다.
- 현미 1컵과 귤껍질 1개분, 묵은 생강 3조각, 표고버섯 1개를 섞고 720cc(약 4홉) 물을 붓는다. 이것을 달여 3분의 2쯤으로 졸았을 때 즙을 짜 적당히 나누어 마시면 개운해진다.
- 마늘을 갈아 된장에 버무려 프라이팬에 넣고 볶은 다음 공기에 옮겨 담고 끓는 물을 부어 마신다.
- 목이 붓고 기침이 날 때는 파의 흰 줄기를 세로로 쪼개어 끈

적끈적한 안쪽을 목에 대고 붕대로 감은 다음 그대로 자면 잘 듣는다.

—폐렴—

오한이 들고 두통, 구토, 식욕부진, 가슴앓이 등을 호소하며 열이 40도 전후로 오른다. 증상과 발병 원인에 따라 진성 폐렴과 기관지 폐렴으로 구별된다. 기침을 심하게 하고 호흡이 가빠지며 끈적끈적한 가래가 나오고 심할 때는 혈담을 토하기도 한다.

또한 폐렴은 독감이나 과로, 큰 병을 앓고 난 뒤 온몸의 저항력이 떨어졌을 때 세균성으로 감염된다.

자연요법

- 부항 네거티브 요법을 왼쪽 가슴과 옆구리, 등에 반복 시술하면 열이 내린다.
- 몸을 따뜻하게 하고 안정을 취한다. 반신욕이나 각탕을 하는 것도 좋다.
- 식사는 되도록 가볍게 현미 미음이나 두유 등 유동식을 한다.
- 가슴에 통증이 있을 때는 환부에 생강 찜질이나 겨자 찜질이 효과가 있다.

- 호흡이 곤란할 때는 산소호흡을 시킨다. 약 10일 정도 요양하면 차차 풀린다.

민간요법

- 산 잉어를 소금으로 잘 씻어 머리를 자르고 생피를 받아 소주잔 반잔을 한 번 분량으로 해서 마시면 열이 내린다.
- 달팽이를 쪄서 말린 것도 폐렴에 효과가 있다.
- 염증이 진행될 때는 비타민 C를 많이 먹으면 항병력이 생긴다. 그러기 위해 감잎차를 준비해 수시로 마신다.

— 편도선염 —

처음에는 목구멍이 부은 느낌이 드나 점점 심해지며 통증이 온다. 편도선도 빨갛게 붓는다. 39도에서 40도의 고열도 난다. 열이 나면 오한이 따른다. 물을 마셔도 목이 아프고 밥 먹기도 곤란하다. 황백색의 설태, 목마름, 두통, 어깨 결림, 요통, 불면증이 따른다.

또한 편도선염은 기온의 급격한 변화로 목이 자극을 받거나 감기에 뒤따라 일어난다. 과음, 심한 흡연도 원인이 된다. 대체로 몸의 저항력이 떨어졌을 때 일어나기 쉽다.

자연요법

- 부항 네거티브 요법을 목 주위와 가슴에 반복 시술하면 곧바로 효과가 나타난다.
- 겨자 찜질이 무척 효과 있다. 목 주위에 겨자 찜을 바르고 벌겋게 될 때까지 참고 20~30분 기다린다.
- 목 주위에 냉온습포를 한다.
- 식염수로 자주 양치질한다.
- 자극성 식품을 삼간다.
- 사과즙을 마시거나 파의 흰 줄기를 세로로 쪼개어 끈적끈적한 안쪽을 목 주위에 붙이고 붕대로 감아둔다.
- 껍질을 벗긴 감자를 갈아 같은 분량의 밀가루와 반죽해 식초를 약간 섞어 거즈에 바르고 목둘레에 붙인다. 3시간마다 바꿔준다.
- 남천나무 잎을 따서 날것을 그대로 씹으면 즙이 나오는데 삼키면 통증이 멎는다.
- 토란 껍질을 벗겨 갈아 같은 분량의 밀가루와 생강즙 2~3방울을 섞어 반죽해 환부에 두껍게 바른다.

감기, 폐렴, 편도선염의 부항 치료점

● 부항 치료점

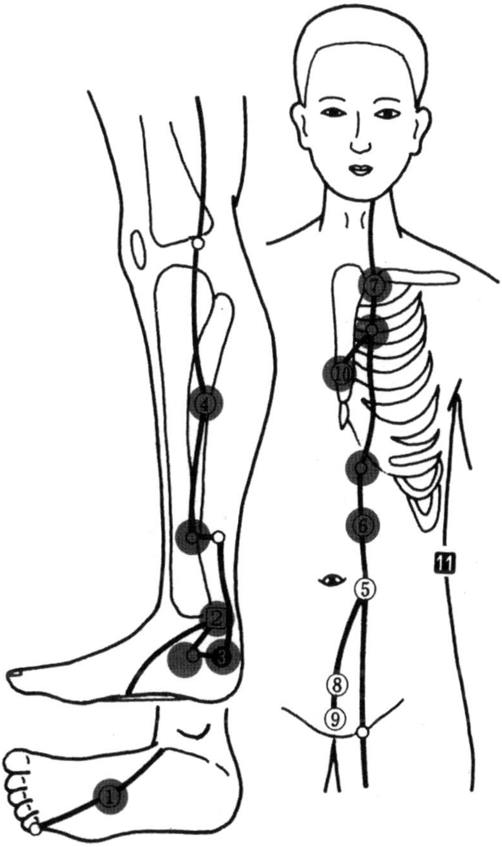

감기, 폐렴, 편도선염의 부항 치료점

● 부항 치료점

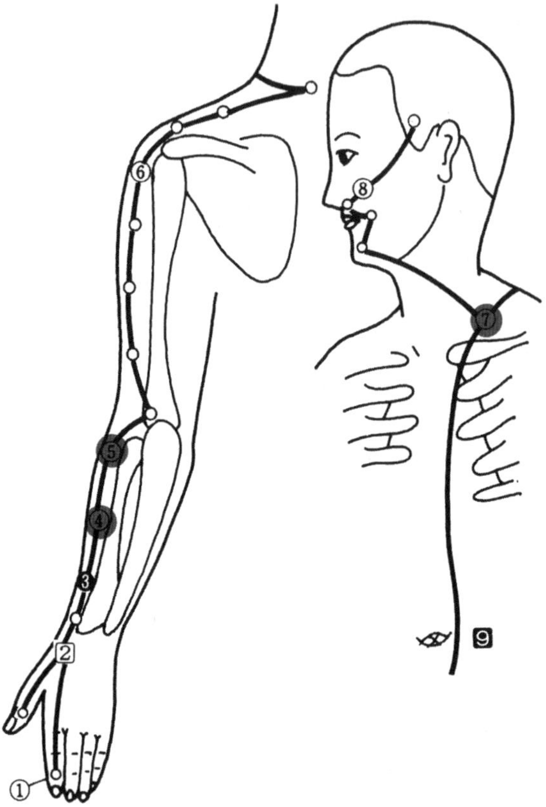

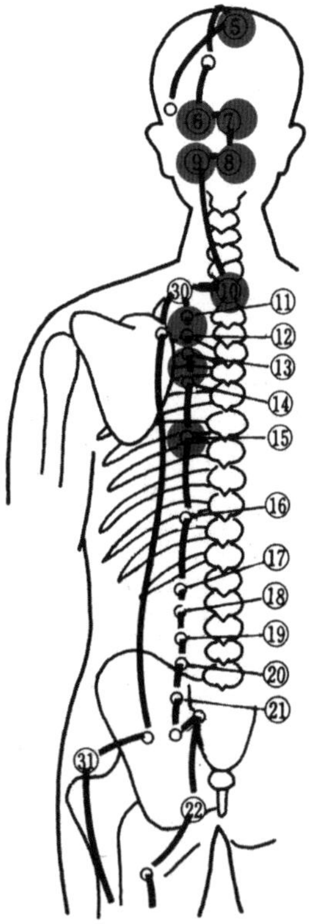

비뇨 · 생식기 질환

— 신장결석 —

심하게 아프고 소변에 피가 섞여 나오는 경우가 있다. 갈비뼈 제일 아래쪽부터 바늘로 찌르는 것 같은 아픔을 느끼며 신장 전체가 쥐어짜듯 아프다. 결석이 잘되는 체질이 있는데 평소 삶은 채소나 튀김, 짠 음식을 좋아하는 사람이 잘 걸린다. 비타민 A가 모자라도 원인이 된다.

자연요법

- 어깨와 허리 쪽, 복부에 부항 네거티브 요법을 반복 시술한다. 발바닥 뒤꿈치에 오래 붙여두는 것도 괜찮다.

- 신장 부위에 생강탕으로 더운 찜질을 한다.
- 생채소즙을 날마다 마시면 결석을 녹이는 효과가 있다. 무기수산이 칼슘과 결합해 결석을 만드는 원인이 되는데, 녹즙에 있는 유기수산은 오히려 무기수산의 결석을 녹이는 작용을 한다.
- 생수를 하루에 3L 이상 마셔 배뇨량이 많게 되면 배뇨 중에 결석이 자연 배출되는 수도 있다.
- 수박을 많이 먹는 것도 도움이 된다. 통증이 시작되자마자 수박을 먹으면 진통이 가라앉는다.
- 음식을 가려먹지 말고 소금기 섭취를 줄이며 비타민 A가 많은 식품을 먹는 것이 중요하다.
- 할 수만 있다면 6개월 동안 생식을 하면 수술하지 않더라도 어지간한 결석은 자연히 녹아 몸 밖으로 나온다. 생식하는 방법은 채소와 과일 따위를 조리하지 않고 그것으로 주식을 삼는 것이다.

신장결석의 부항 치료점

● 부항 치료점

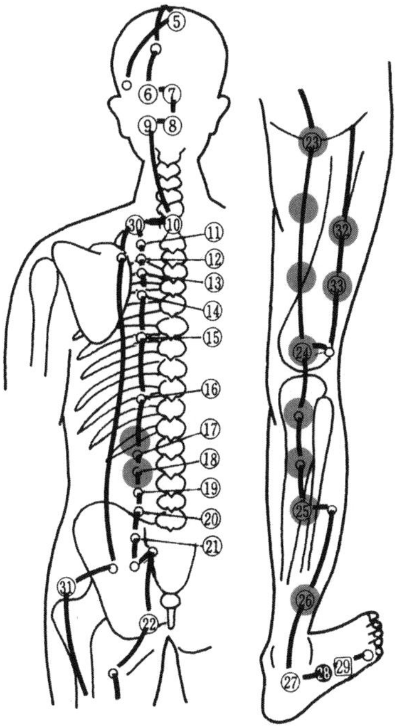

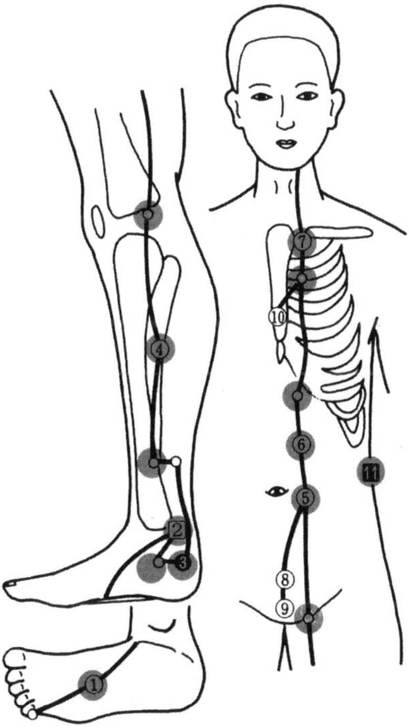

— 방광염 —

방광은 신장에서 만들어져 요도를 통해 보내진 소변을 저장했다가 일정량에 달하면 배출하는 기관이다. 방광에 이상이 생겨 여러 가지 배뇨 장애를 일으키는 질병이 방광염이다.

방광염은 남성의 요도(약 18cm)보다 현저하게 짧은 여성(약 3.5cm)에게 압도적으로 많다. 소변이 시원하게 나오지 않고 언제나 새는 듯한 느낌으로 기분이 개운치 못하다. 심해지면 소변을 눌 때 통증을 느끼는데 특히 마지막 무렵에 더욱 아프다.

또한 배뇨 횟수가 많아지고 소변이 탁하며 피가 섞여 나오기도 한다. 밥맛이 떨어지고 열이 나고 목이 타며 서서히 몸이 야윈다. 방광염은 대체로 대장균, 포도상구균 따위의 세균감염으로 일어나는데, 임질균이 원인인 경우도 있다. 급성, 만성, 결핵성, 비결핵성으로 나눌 수 있다.

건강한 사람은 방광에 300cc가량의 소변이 괴었을 때 요의를 느끼는데 환자는 50~100cc만 괴어도 소변이 마려워진다. 일반적으로는 물이나 차를 많이 마실수록 좋은 것으로 알려져 있지만 근본적으로 고치기 위해서는 식생활을 바꿔 체질부터 고쳐야 한다.

자연요법

- 아랫배와 다리 뒤쪽에 부항 네거티브 요법을 집중적으로 반복 시술한다.
- 아랫배를 항상 따뜻하게 한다.
- 술, 담배는 물론 온갖 자극성 있는 음식을 피한다.
- 수분을 많이 취하면 고름이나 세균을 소변으로 씻어내게 되므로 좋은 효과를 거둘 수 있다.

약이 되는 음식

- 철분, 규소, 마그네슘 등을 많이 함유한 식품이 좋다. 방광을 튼튼히 하고 기능 장애를 회복하며 배뇨 장애를 제거하는 데 효과가 있기 때문이다.
- 현미 7, 팥 1, 검정콩 1, 율무 1의 비율로 밥을 지어 깨소금을 듬뿍 쳐 먹는 것을 주식으로 하고, 부식으로는 무, 당근, 토마토, 샐러리, 레터스, 양배추, 옥수수, 해초류, 수박, 시금치, 호박, 콩나물, 오이, 멸치, 바지락조개 따위가 좋다.

민간요법

- 곶감 5~6개와 검정깨 4g에 360cc(약 2홉) 물을 붓고 반으로 졸여 하루 3번 나누어 마신다.
- 댑싸리 열매를 그냥 먹거나 달여 먹는다.

- 말린 댕댕이덩굴의 줄기와 뿌리껍질 4g가량에 감초를 약간 섞어 540cc(약 3홉) 물에 넣어 약한 불에 푹 달인다. 그것을 하루 몇 번 나누어 마신다. 소화도 잘되고 이뇨효과도 뛰어나다.

– 야뇨증 –

3~4세가 넘어도 오줌을 못 가릴 때는 병적인 야뇨증으로 보아야 한다. 심한 아이는 어른이 된 뒤에도 오줌을 싸는 경우가 있다.

야뇨증은 신경증에서 오는 심리적인 것과 신체적인 것 두 가지 원인이 있는데, 애정 결핍에 따른 정신불안과 긴장에서 오는 것과 외음부의 습진, 요도, 성기의 염증, 회충의 자극에 의한 경우가 있다. 체질적으로 선병질 체질, 편도선비대, 내분비 이상이 원인이 되는 수도 있다.

자연요법

- 다리와 배꼽을 기점으로 옆구리와 단전 부위에 부항 네거티브 요법을 반복 시술한다.
- 심리적인 경우는 정서적인 안정을 도모하도록 애정으로 배

려하고 오줌 싸는 것을 질책하지 않는다.

- 평소 생강즙 마찰을 한다. 아랫배와 두 다리, 볼기짝을 피부가 빨갛게 될 때까지 생강즙을 적신 수건으로 마찰하는 것도 좋은 방법이다.
- 자기 전에 찹쌀떡을 먹이면 자는 중에 오줌 싸는 횟수가 적어진다. 현미 찹쌀이나 수수, 조로 만든 떡이면 더 좋다.
- 김을 곱게 빻아 더운물에 끓여 걸쭉하게 한 다음 자기 전에 1잔씩 마시게 해도 효과가 있다.
- 자기 전에 더운물에 각탕을 30분 하면 예방 효과가 있다.

방광염, 아뇨증의 부항 치료점

● 부항 치료점

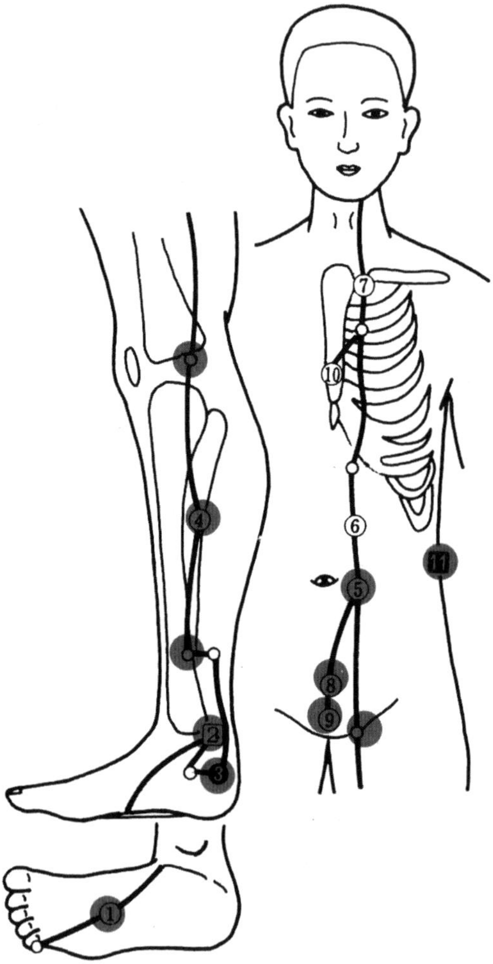

안과 질환

– 결막염 –

눈 결막에 충혈이 지고 아침에 일어나면 눈곱이 자주 낀다. 증상이 심하면 농 같은 눈곱이 많이 나오며 눈의 피로가 심하게 온다. 자극성 연기, 강렬한 광선, 의약품의 화학적 자극, 먼지, 과로, 세균감염 따위로 발병한다.

자연요법

- 목 뒷덜미와 관자놀이 쪽에 부항 네거티브 요법을 반복 시술한다.
- 10% 정도의 죽염수(竹鹽水)로 눈을 잘 씻는다.

- 아침저녁에 자기 소변으로 눈을 씻는다.
- 변통에 유의하면서 생강, 고추, 술 같은 자극성 식품이나 지방분이 많은 육류를 삼간다.
- 비타민 A가 모자라지 않게 한다.
- 눈과 몸, 마음의 과로를 피한다.
- 술, 담배를 금하고 백설탕, 달걀, 버터, 치즈 같은 산성 식품을 멀리하며 채소, 해초, 과일을 많이 먹는다.
- 산포도 줄기를 잘라 거품 물을 채취해 눈에 넣는다.
- 파 흰 뿌리를 잘 씻어 잘게 썰어 물을 넣고 끓인 다음 식으면 그 물을 눈에 넣는다.
- 황백나무 껍질 5~8g을 200cc 물에 넣고 달여 헝겊으로 찌꺼기를 걸러내고 맑은 물로 눈을 씻는다.
- 은물 이온수를 눈에 점안(點眼)하는 것도 효과가 있다.

— 백내장 · 녹내장 —

백내장 초기에는 눈이 피로하고 검은 것이 어른거리는 정도인데 점점 시력이 쇠약해져 눈앞에서 손이 움직이는 것을 간신히 볼 수 있을 정도로 된다. 증상이 심하면 명암을 겨우 구별할 정도로 시력이 약해진다.

녹내장의 경우는 언제부터인지 모르는 사이에 시력이 흐려져 때때로 전등 둘레가 무지개처럼 보이기도 한다. 점점 시야가 좁혀져 나중에는 실명하게 된다. 머리가 무겁거나 편두통, 눈에 아픔이 온다.

백내장의 원인으로는 수정체의 노화나 경색, 내분비 장애, 자외선의 영향, 비타민 C 결핍 등의 설이 있는데 아직 불명하다. 당뇨병이나 신장병 등으로 병발하기도 하는데 수정체에 변화가 생겨 하얀 막이 끼어 흐려진다.

녹내장은 원발성과 속발성이 있는데, 원발성은 다른 질병은 없고 눈의 압력이 높아져 일어나며, 속발성은 수정체의 이상, 눈안의 충혈 등으로 눈의 압력이 높아져 발병한다.

자연요법

- 목덜미와 관자놀이, 왼쪽 아랫배 일대에 부항 네거티브 요법을 반복 시술한다.
- 몸과 마음을 안정시키며 비타민 C를 많이 섭취하고 과로하지 않는다.
- 남천나무 열매를 1일 분량으로 5g쯤 달여 꾸준히 먹는다.
- 머위의 빨간 뿌리를 밀폐된 그릇에 검게 구워 물을 부어 차 대신 날마다 마신다.

결막염, 백내장 · 녹내장의 부항 치료점

● 부항 치료점

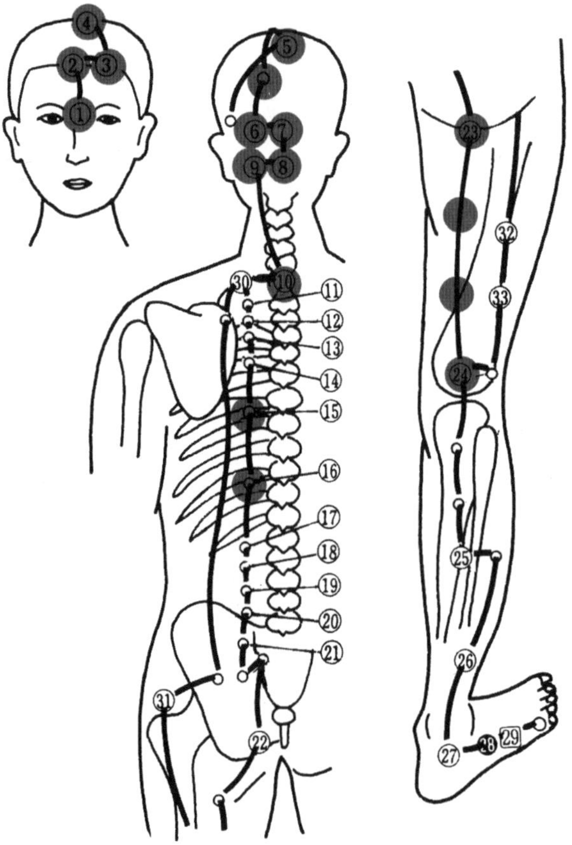

이비인후과 질환

— 축농증 —

푸르스름한 농 같은 콧물이 많이 나온다. 악취가 나며 항상 코가 막혀 후각이 둔하다. 통증은 없으나 멍한 불쾌감 때문에 기억력이나 주의력이 산만해진다. 따라서 공부나 일에 열중할 수 없다. 부비강(副鼻腔)에 염증이 생겨 농이 괴기 때문이다.

감기에서 연발되기도 하며 체질과도 관계가 있는데 평소 당분을 너무 많이 섭취한 사람으로 알레르기 체질이 걸리기 쉽다.

자연요법

- 목 주위, 관자놀이에 부항 네거티브 요법을 반복 시술한다.

- 식염수로 코를 자주 씻는다.
- 동물성 단백질과 지방질을 먹지 않는다.
- 채소와 해초를 많이 먹는다.
- 칼슘, 비타민 A를 충분히 먹는다.
- 적당한 운동과 일광욕을 날마다 한다.
- 2주 정도 단식해도 효과적이다.
- 연뿌리, 파, 참깨, 다시마, 시금치, 검정콩, 당근, 곤약, 파슬리, 우엉, 가막조개, 녹미채를 꾸준히 먹으면 효과적이다.
- 무즙을 내어 탈지면에 적셔 콧구멍 속에 집어넣어 바른다. 하루 3~4번 하는데 그때마다 새것으로 한다.

축농증의 부향 치료점

● 부향 치료점

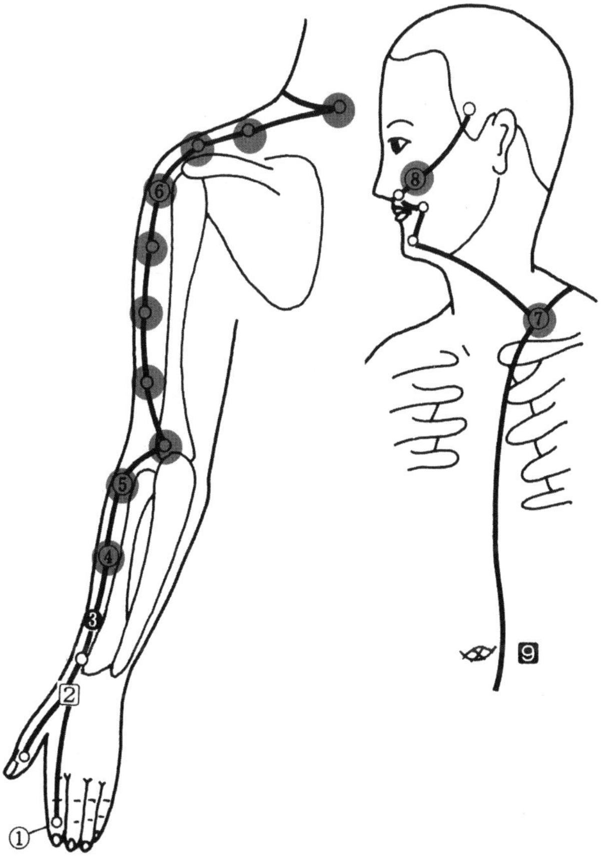

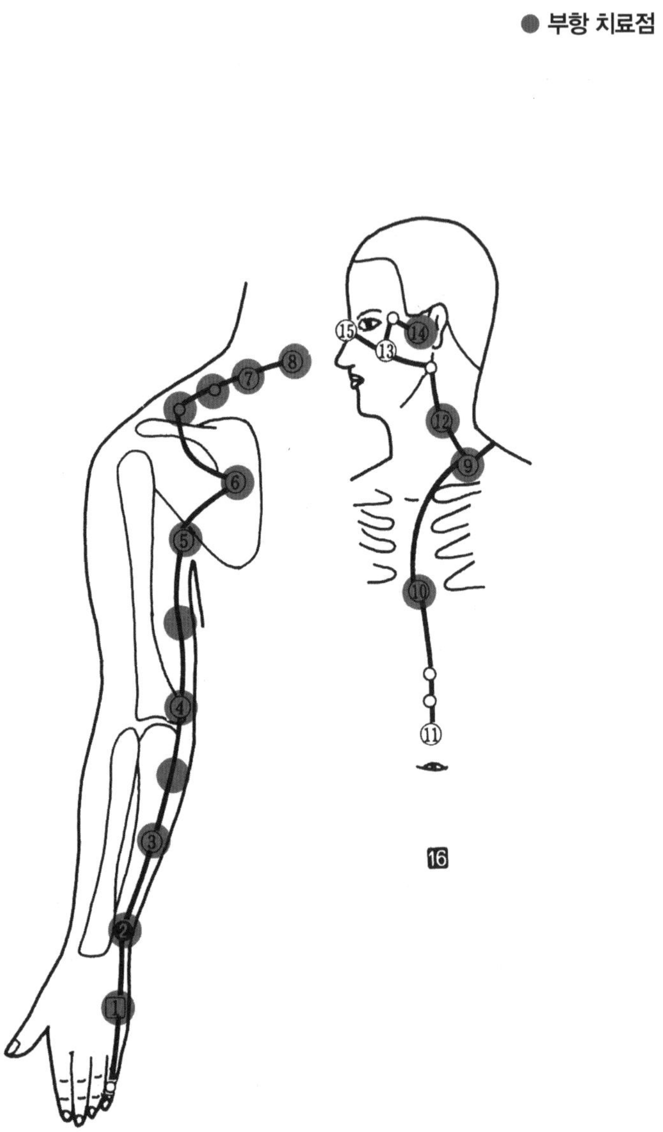
● 부항 치료점
1
2
3
4
5
6
7
8
9
10
11
12
13
14
15
16

— 중이염 —

귓속이 쑤시는 듯이 아프며 웅웅 하는 귀울림이 난다. 귀가 막힌 느낌이 들어 잘 들리지 않는다. 고막이 빨갛게 부어오르고 열이 난다. 만성이 되면 통증은 심하지 않으나 귀 고름이 나오기도 한다.

중이염은 염증을 일으키는 세균이 침입하여 발생하는데, 감기가 원인이 되는 수도 있고 수영할 때 더러운 물이 들어가 생기기도 한다. 산성 체질인 사람이 잘 걸린다.

자연요법

- 목뒤와 귀밑, 팔과 허리 일대에 부항 네거티브 요법을 반복 시술한다.
- 몸과 마음의 안정을 취한다.
- 초기에 얼음으로 귀 뒤쪽을 습포한다.
- 밥맛이 떨어지므로 유동식이나 반유동식으로 먹고 비타민 B와 C가 풍부한 식품이나 야채, 과일즙을 먹는다.
- 3% 정도의 옥시풀 세정액으로 귀를 씻는 것도 효과적이다.
- 체질을 개선하기 위해서 음식을 가려먹지 말고 영양의 균형을 꾀한다.
- 산 미꾸라지 몇 마리를 면으로 된 자루에 넣고 꿰맨다. 그것

을 귀 위로부터 씌우듯이 댄다. 통증과 부기가 있는 중이염에 효과적이다.

- 무즙을 헝겊으로 짜낸 물을 탈지면에 적셔 귓속에 집어넣는다. 하루에 3~4번씩 하면 효과가 좋다.

약이 되는 음식

- 연근, 당근, 시금치, 우엉, 검정콩, 샐러리, 파슬리, 팥 등

중이염의 부항 치료점

● 부항 치료점

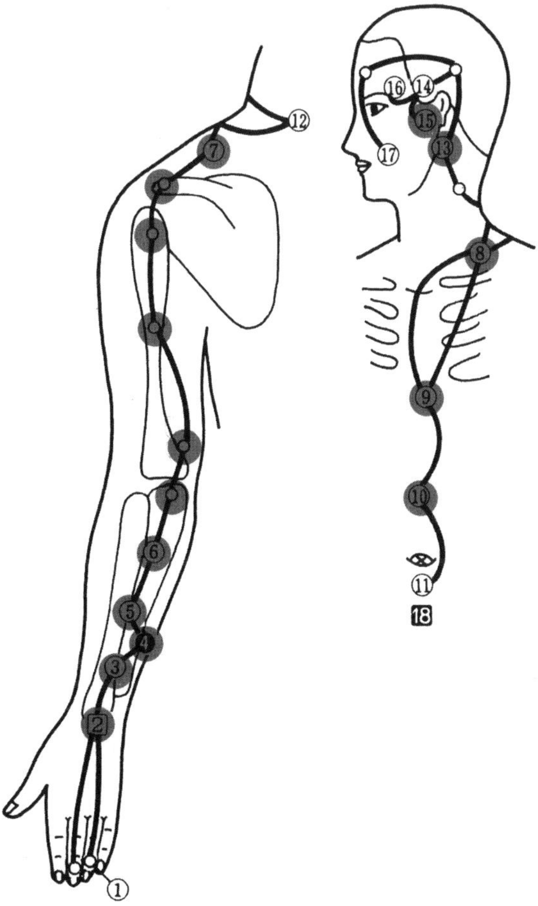

정신과 질환

— 불면증 —

사람의 정신이 해방되는 시간은 잠잘 때다. 잠자는 동안 몸은 피로를 풀고 새로운 활동 에너지를 저축한다. 좀더 구체적으로 말하면 '위장을 쉬게 한다'는 것이다.

위장은 음식물이라는 단순한 물질을 받아들여 그것을 생명활동을 영위하는 새로운 물질로 바꾸는 중대한 구실을 한다. 따라서 위장은 다른 어떤 기관보다도 힘들어한다. 그러한 위장의 피로를 덜기 위해 수면이 필수불가결한데, 불면증은 그것을 못하게 방해하는 질병인 만큼 중대한 문제가 아닐 수 없다.

불면증은 사람에 따라 여러 가지 형태로 나타나는데, 대체로 쉽게 잠들 수 없거나 잠들었다가도 곧 눈을 뜬다.

또 깊은 잠에 푹 빠지지 못하고 자는 둥 마는 둥 가물가물하며 꼬박 밤을 새우는 경우가 대부분이다. 대체로 두통, 피로감, 주의집중 곤란 같은 증상이 따른다.

원인은 대부분 노이로제에 기인한다. 그밖에도 고혈압, 발열, 두통, 기침 따위의 신체증상도 불면을 일으킨다. 또 주위의 소음, 생활의 불규칙 등 환경 부조화도 원인이 될 수 있다.

교감신경이 흥분하거나 긴장되면 잠이 안 온다. 반대로 부교감신경을 자극해서 이완상태가 되면 잠이 잘 온다. 손발을 따습게 하고 자기 전에 각탕이나 반신욕(半身浴)을 한다.

자연요법

- 척추를 따라 부항 네거티브 요법을 반복 시술한다.
- 술, 담배, 커피, 차, 향신료 같은 자극성 식품을 피한다.
- 과식하지 않고 언제나 조금씩 먹는다.
- 발을 따뜻하게 한다.
- 수면제로 잠드는 버릇을 들이지 않는다.
- 적당한 운동을 날마다 하고 잠자기 전에 각탕을 한다.

약이 되는 음식

- 연뿌리, 양파, 당근, 시금치, 파, 샐러리, 상추, 호박, 마늘 등

민간요법

- 양파를 잘게 썰어 과일초와 식물성 기름을 치고 벌꿀을 타서 먹는다. 또 양파 겉껍질을 벗겨 머리맡에 두면 그 냄새의 자극으로 쉽게 잠들 수 있다. 양파 대신 마늘을 썰어 냄새를 맡아도 효과가 있다.
- 말린 매실 1개를 공기에 넣고 끓는 물을 부어 잠자기 전에 마셔도 푹 잠들 수 있다.
- 물통에 따뜻한 물을 붓고 두 발을 담근다. 여기에 끓인 물을 천천히 부어 참을 수 있을 정도까지 뜨겁게 한다. 그리고 10~20분 동안 발을 담갔다가 발이 빨갛게 됐을 때 마른 수건으로 깨끗이 닦아낸다.
- 지름 2~2.5cm, 길이 1m가량의 나무막대기를 요 위에 놓고 두 발로 번갈아 밟는다. 발바닥의 움푹 파인 부위를 자극하는 요법이다. 자기 전 3분 동안 이 운동을 하면 뚜렷한 효과를 보게 된다.
- 이러한 요법으로도 효과를 거두기 어려울 정도의 고질적인 불면증이라도 부항 네거티브 요법을 하면 거의 완쾌될 수 있다. 수면제 장기 복용으로 거의 절망 상태에 빠진 중환자들도 부항요법으로 거뜬하게 치유된 사례가 많다.

불면증의 부항 치료점

● 부항 치료점

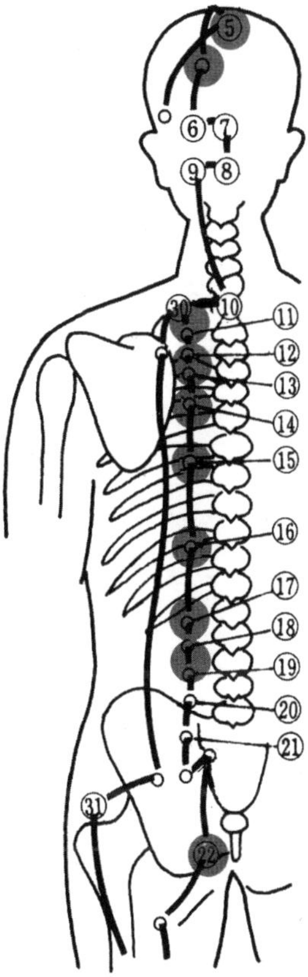

— 자율신경실조증 —

금방 피로하고, 불면, 식욕부진, 동계, 숨가쁨 등 사람에 따라 여러 가지 증상이 나타난다. 또 장기와 관계되어 심장 신경증, 위장 신경증 등도 나타난다. 위장 신경증의 경우 밥맛이 떨어지고 위가 답답하다. 위통, 설사, 변비 따위가 같이 온다.

자율신경에는 교감신경과 부교감신경 2종류가 있어 촉진과 제지작용을 균형 있게 조화시킴으로써 건강을 유지한다. 그러나 어느 쪽이든 한쪽 신경의 작용이 강하거나 기능이 떨어지면 균형이 무너진다. 이것을 자율신경실조증이라고 하는데, 체질에서 오는 경우가 많고 과로나 스트레스가 주원인이 된다.

자연요법

- 등뼈를 따라 목에서 허리까지 부항 네거티브 요법을 반복 시술한다. 과로를 삼가고 충분히 잠을 잔다.
- 스트레스를 일으키는 원인 제거가 제일 중요하다. 신체적인 원인으로는 가정불화, 사업실패, 흥분, 분노, 쇼크, 사회 불안 등이 있다.
- 기분을 전환하기 위해 스포츠, 취미, 오락에 힘쓴다.
- 칼슘이 들어 있는 음식을 많이 먹고 냉온욕, 건포 마사지, 풍욕, 일광욕을 한다.

자율신경실조증의 부항 치료점

● 부항 치료점

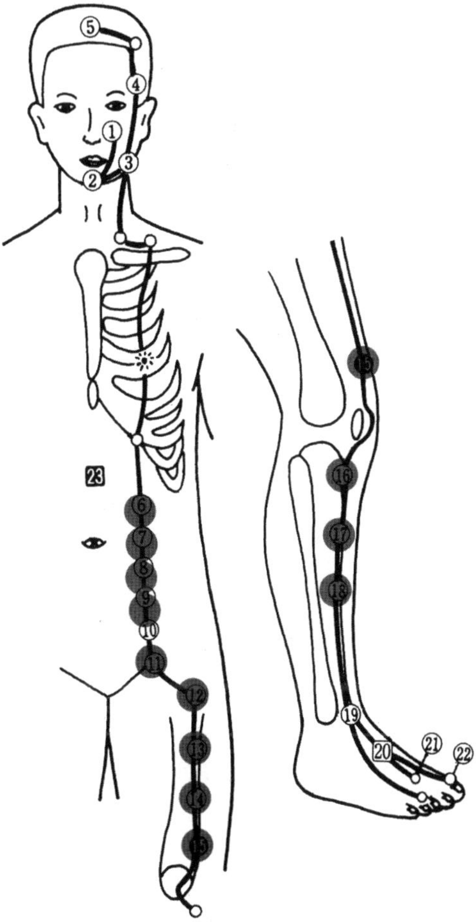

자율신경실조증의 부항 치료점

● 부항 치료점

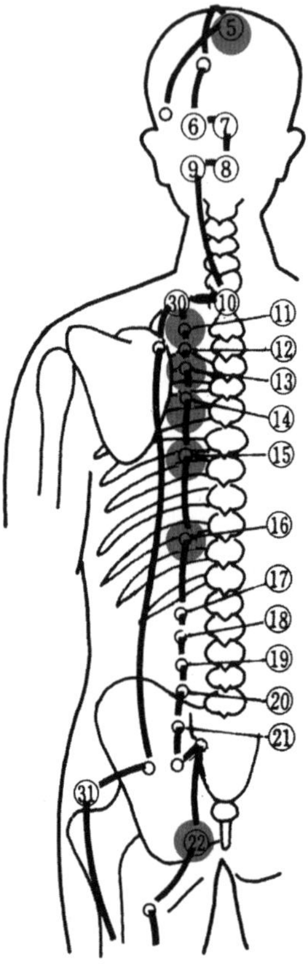

그밖의 질환

— 당뇨병 —

병세의 정도나 연령 또는 합병증 유무에 따라 증상도 가지각색이다. 처음 시작은 아주 서서히 진행되며 초기에는 식후에 당뇨가 있는 것 말고는 특별한 증상은 나타나지 않는다.

그러나 병세가 진전됨에 따라 피로감, 탈력감, 두통, 빈혈, 목마름, 이상한 식욕 왕성, 변비 등이 생긴다. 또 피부가 가려워지고 몸무게는 불었다 줄었다 하며 시력이 떨어지고 성욕도 감퇴한다. 그러다가 중증이 되면 혼수상태에 빠져 위험해진다.

원인은 췌장의 기능이 떨어져 내분비에 이상이 생기기 때문인데, 유전적인 소질이 크게 관계하는 것으로 알려져 있다. 발병

요인으로는 영양과잉, 비만, 운동 부족, 정신적 스트레스, 당분 과잉섭취 따위를 들 수 있다.

자연요법

- 다리 안쪽과 무릎, 왼쪽 아랫배와 대퇴골 일대에 부항 네거티브 요법을 반복 시술한다.
- 매일 만보 걷기를 하고 반신욕을 하면서 현미, 채식 100번씩 씹어 먹기를 100일간 하면 효과적이다.
- 적당한 운동을 날마다 한다.
- 인슐린 주사를 맞기 시작하면 평생 맞아야 하기 때문에 되도록 맞지 않는 게 좋다.
- 과로하지 않는다.
- 자신의 병에 지나치게 신경 쓰지 않는다.
- 초조해하지 말고 느긋하게 건강에 힘쓴다.
- 식수는 꼭 증류수를 마신다. 경수나 수돗물은 무기미네랄이 체내에 축적되어 모든 근육을 녹슬게 하고 산화시키는 원인이 된다.
- 생강즙을 내서 매일 수건에 적셔 전신에 피부마찰을 계속하면 감기도 잘 안 걸리고 면역기능을 강화시킨다.

식이요법

- 당분질인 탄수화물을 극히 제한해 먹는다.
- 육류, 달걀, 생선회 같은 동물성 단백질도 제한하며 먹는다. 반대로 깨, 참기름, 콩기름, 소채씨 기름 따위 식물성 단백질은 무척 유익하다.
- 주식을 현미밥으로 바꾼다.
- 식사량을 줄인다.
- 채소, 해초, 콩류를 많이 먹는다.

약이 되는 음식

- 현미, 옥수수, 다시마, 김, 미역, 녹미채, 당근, 시금치, 호박, 검은콩, 검은깨, 팥, 양파, 샐러리, 파슬리, 상추, 두부, 땅콩, 양배추, 메밀 등

민간요법

- 두릅나무 뿌리 15g가량을 썰어 540cc(약 3홉) 물에 넣어 끓인 다음 360cc(약 2홉)로 졸여 하루 3번 나누어 마신다. 계속해서 마시면 효과가 뛰어나다.
- 무화과나무 열매를 그늘에 말려 2~3개를 540cc(약 3홉) 물에 넣어 달여 그 즙을 차 대용으로 마신다.
- 산달래나무 껍질 12g가량을 500cc 물에 넣어 반으로 졸인

다. 이것을 하루 분량으로 해서 차 대신 적당히 나누어 마신다. 한 달쯤 마시면 반드시 효과가 나타난다.

- 며느리배꼽(사광이풀)도 좋은 약재에 속한다. 길가나 제방, 개울가에 무성한 풀인데, 뿌리째 뽑아 그늘에 말려 하루 20g씩 달여 마시면 효과가 있다. 이것을 꾸준히 마셔 당뇨병이 나은 사람들도 많다.
- 여름철에 선로 주변에 야생으로 많이 자라는 쇠뜨기를 채집해서 말렸다가 달여서 매일 마시면 좋다.

당뇨병의 부항 치료점

● 부항 치료점

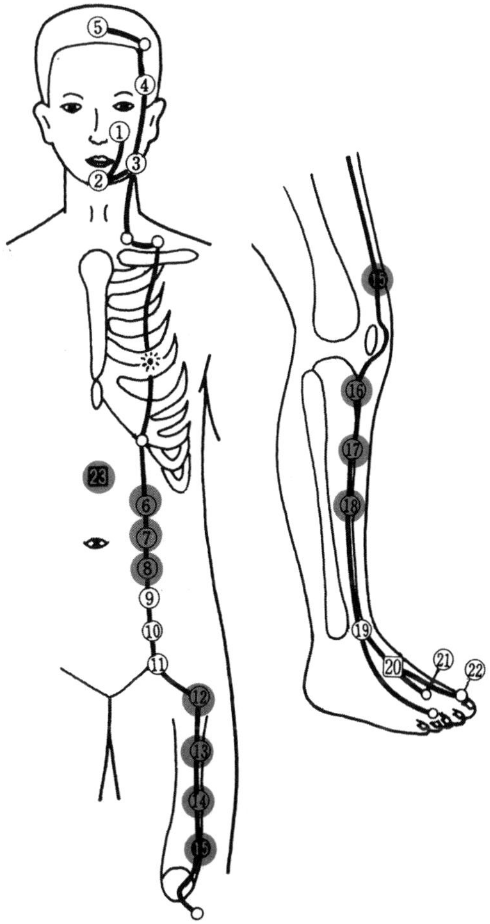

● 부항 치료점

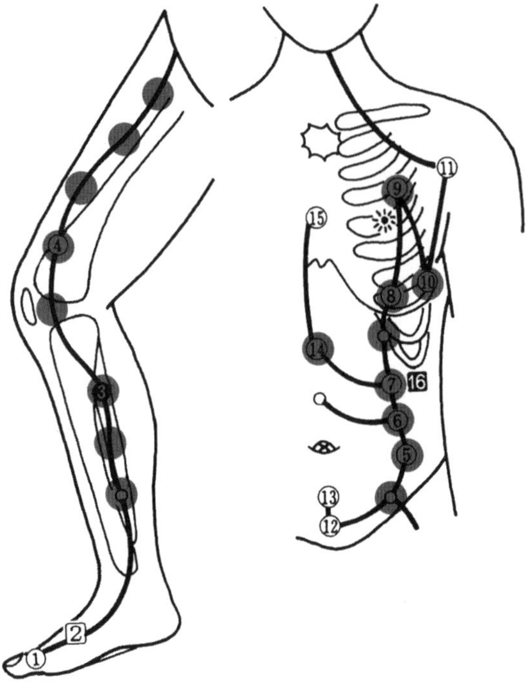

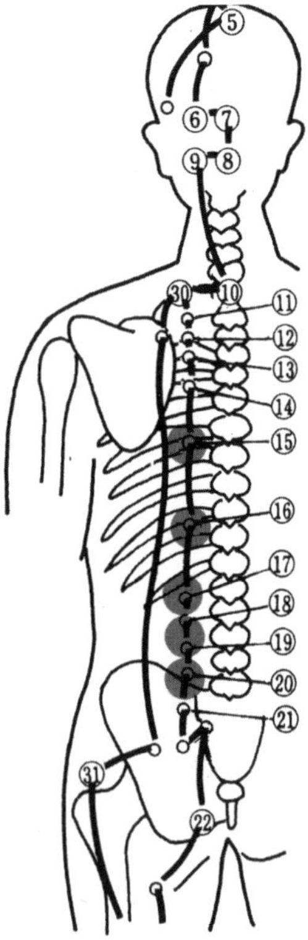

– 경풍 · 간질병 –

주기적으로 발작하는데 온몸에 경련을 일으키며 손과 발을 몹시 떤다. 이를 악물면서 입에서 거품을 내뿜고 의식을 잃는다. 대개 30분 정도 지나면 차츰 의식을 되찾고 정상으로 돌아온다.

이 질환은 귀울림이 일어나며 손발이 차고 가슴이 답답하면서 어지럼증을 느끼게 되면 몇 분 안에 발작이 일어난다. 유전이 많으며 빈혈, 영양실조, 과로, 불안, 변비 등이 있을 때 발작을 일으킨다. 평소 부자연한 식생활, 즉 가공식품, 육류, 달걀, 설탕 따위를 많이 먹으면 발작이 자주 일어난다.

자연요법

- 부항 네거티브 요법을 복부와 등, 가슴 부위에 집중적으로 한다. 부항 네거티브 요법을 하면 체질이 개선되어 발작 예방효과가 있다. 두 달에 한 번 꼴로 발작하던 사람이 부항 네거티브 요법을 계속한 결과 6개월 만에 가볍게 한 번 하다가 차차 횟수가 줄어든 예가 있다.
- 발작할 때는 혀를 깨물지 못하도록 수건을 입 안에 넣어주고 손발을 잡고 흔들어 모관운동을 시키면 빨리 진정된다.
- 단식도 효과가 있다. 15일간 단식을 세 번 하고 난 후에 다시 발작이 없고 완치된 예도 있다.

• 머리 부분은 차게 하고 복부와 허리 부분, 발다리 쪽에 온열요법을 계속한다. 수건을 깔고 전기다리미로 복부 일대를 마사지하는 것도 효과가 있다.

경풍 · 간질병의 부항 치료점

● 부항 치료점

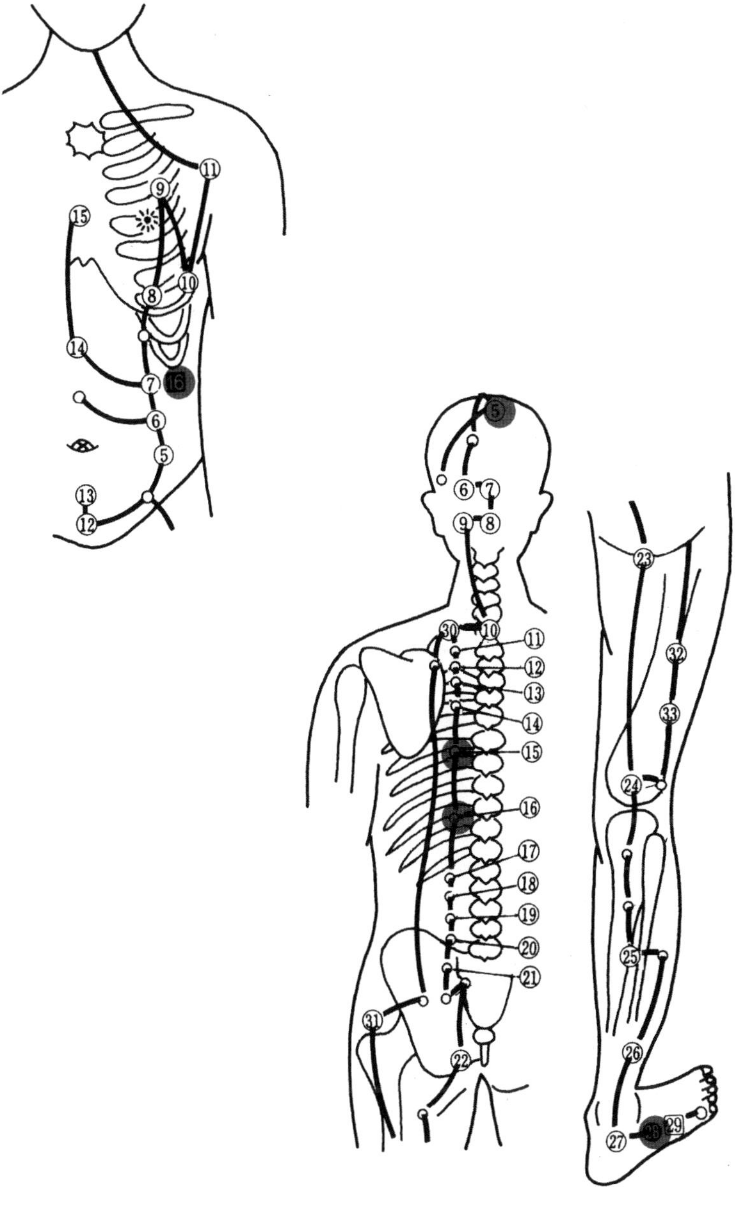

— 습진 —

습진에는 급성과 만성이 있다. 급성 초기에는 피부의 한 부분이 빨갛게 되면서 조금 가려운 정도지만 점차 그 부분이 부으면서 좁쌀 같은 두드러기가 생긴다.

그것이 물집으로 변하고 고름이 차는 수도 있다. 그쯤 되면 가려워 견딜 수 없을 지경이 된다.

만성의 경우는 그 부분이 딱딱하게 부어올라 색깔도 암갈색을 띤다. 그리고 둘레와 경계가 뚜렷해진다. 몸을 따뜻하게 하면 더욱 가려워진다.

체질상 발병하는 경우와 외부 침입에 따라 발병하는 경우가 있다. 습진을 일으키기 쉬운 체질로는 선병질 등을 들 수 있다. 그밖에 위장병, 간장병, 당뇨병, 부인병, 월경 이상, 빈혈, 내분비 질환 등이 있는 사람도 걸리기 쉽다.

외부 원인으로는 약품이나 화장품 부작용, 강렬한 햇볕이나 열기, 습기 등에 의한 피부 자극, 허리띠나 옷, 목도리 등의 압박이나 마찰에 따른 자극이 원인이 될 수 있다.

습진을 일으키기 쉬운 체질을 만드는 것은 동물성 단백질 식품과 백미, 백설탕의 과잉섭취다. 이것들이 장내에서 이상 발효를 일으켜 여러 가지 독소를 만든다. 또 변비를 일으켜 노폐물을 몸속에 정체시키는데, 모두 피를 탁하게 하는 나쁜 조건이다. 피가 더러워지면 간장이나 신장 기능에 장애가 생겨 피부의 생리 기능까지 혼란해져 습진에 걸리기 쉽다.

자연요법

- 다리 뒤쪽과 정강이 부분, 왼쪽 허리와 옆구리 일대에 부항 네거티브 요법을 반복 시술한다.
- 은(銀)물 이온수(순도 99.99%)를 환부에 살포하고 하루 200cc 정도 마시면 효과가 있다.
- 습진에 걸리면 일반적으로 정신안정제나 항히스타민제를 써서 가려움을 덜고, 또 소염제로 스테로이드 연고를 바르는데 이런 것들은 일시적인 효과밖에 없다. 특히 스테로이드 연고(부신피질호르몬)는 피부에 발라도 핏속으로 흡수되므로 조심해야 한다.

식이요법

- 술, 커피, 진한 차, 후추, 고추 등 자극성 식품을 끊어야 한다.
- 육류, 달걀, 지방이 많은 생선, 새우, 게, 조개, 죽순, 파 등의 식품을 피하고 채소나 해초류를 많이 먹는다.

민간요법

- 무를 둥글게 썰어 환부에 문질러주면 가려움증이 멎는다.

• 벌꿀 20g에 아연화(산화아연) 가루를 약간 넣어 걸쭉해질 때까지 잘 젓는다. 이것을 환부에 바르고 붕대를 감지 않은 채 그대로 둔다. 하루 두 번씩 덧발라 4~5일 계속하면 매우 효과적이다.
• 개오동나무를 달인 즙에 수건을 담갔다가 환부를 습포하면 잘 듣는다.
• 복숭아나무 잎을 끓인 물에 목욕해도 효과가 있다. 환부는 항상 공기가 잘 통하게 하는 것이 아주 중요하다.

습진의 부항 치료점

● 부항 치료점

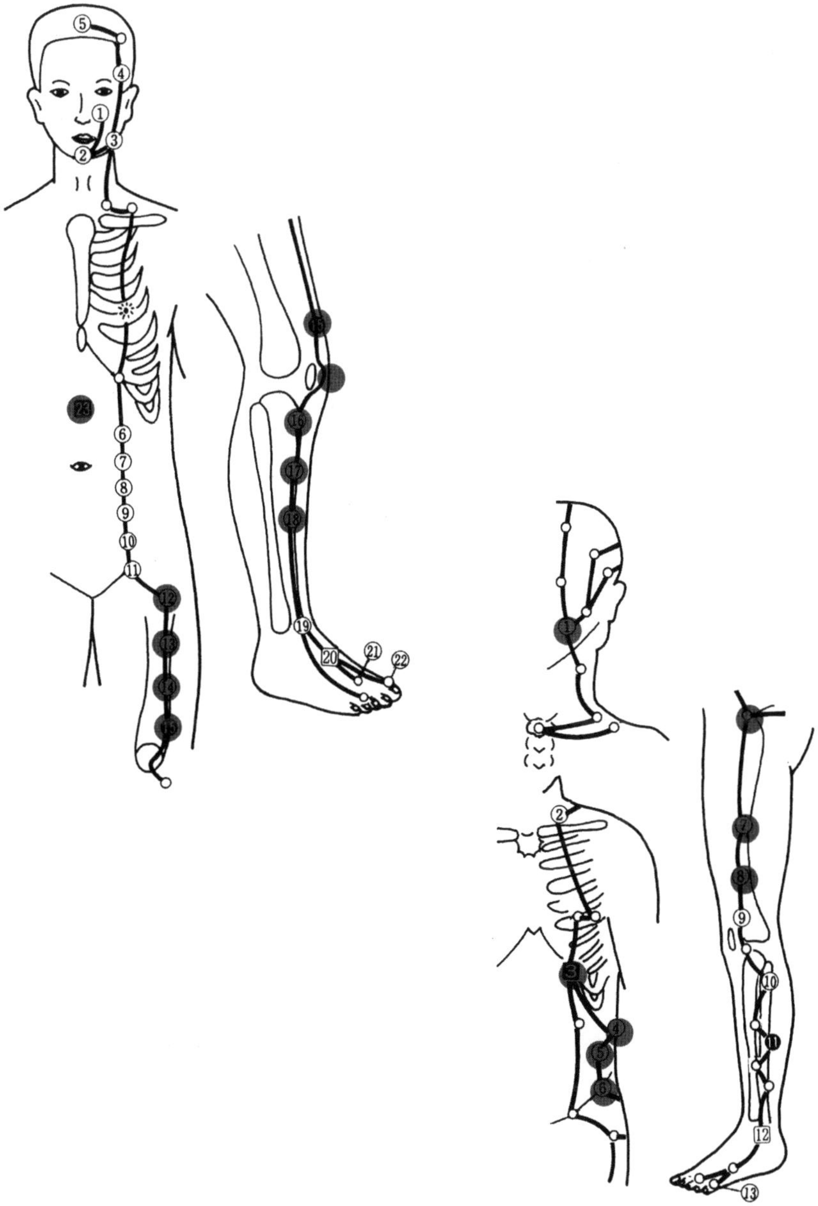

— 동상 —

손, 발, 코, 귀, 얼굴에 잘 생긴다. 처음에는 피부 일부가 발그스레해지며 가렵다. 그러다가 점점 거무스레해지면서 부어오르고 심하게 가렵다 못해 아프기까지 하다. 더 심해지면 피부가 문드러지고 몹시 아리다가 그 부분이 썩기 시작한다.

동상은 너무 차거나 추워 핏줄이 마비되고 혈액순환이 나빠져 울혈이 생기기 때문에 발생한다. 체질에도 관계가 있어 선병질, 빈혈성, 다한증, 영양불량인 사람이 잘 걸린다.

자연요법

- 허벅지와 장딴지, 등과 허리 부분에 부항 네거티브 요법을 반복 시술해 혈액순환을 좋게 한다.
- 환부를 미지근한 물에 넣었다가 마사지해준다.
- 손에 동상이 걸렸을 때는 반드시 미지근한 물로 씻고 마른 수건으로 물기를 말끔히 닦아낸 다음 마사지해준다.
- 양말, 장갑으로 손발의 보온에 신경 쓴다.
- 체질에서 오는 사람은 체질개선에 힘쓴다.
- 피마자유로 습포하거나 환부에 오일 마사지를 한다.
- 은물 이온수를 마시거나 환부에 살포한다.

민간요법

- 쌀겨를 무명자루에 넣어 끓인 물에 환부를 담가 30분간 따뜻하게 해준 다음 자루에서 겨를 꺼내 환부를 문질러준다. 젖은 겨가 마르기까지 30분쯤 충분히 환부를 마사지해주고 나서 겨를 털어낸다. 중증이라도 2~3일 계속하면 매우 효과적이다.
- 생강을 잘게 썰어 무명자루에 넣는다. 이것을 물에 넣어 끓인 다음 환부를 담그면 효과를 볼 수 있다.
- 샐러리 잎을 물에 삶아 뜨거운 잎을 환부에 붙여도 뚜렷한 효과를 나타낸다.

동상의 부항 치료점

● 부항 치료점

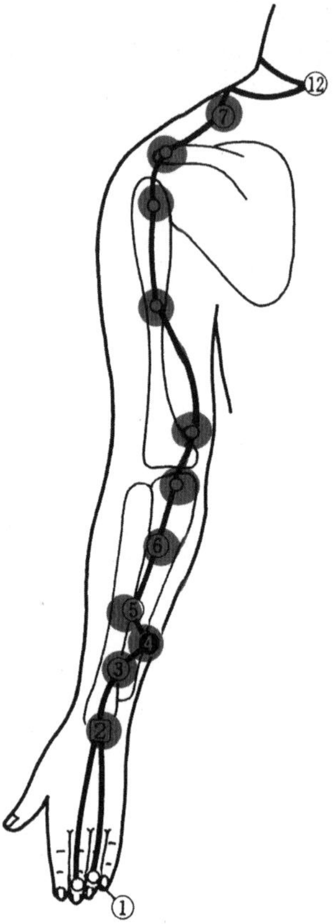

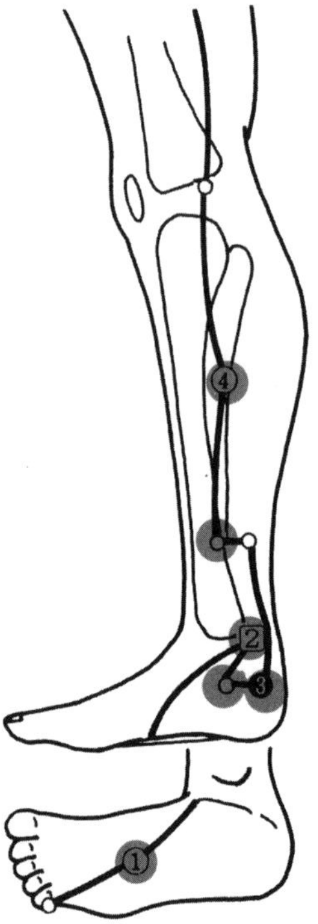

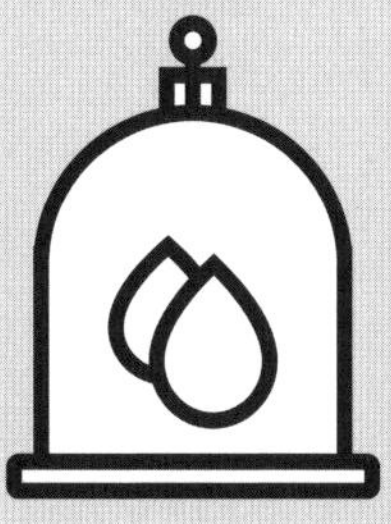

4장

네거티브 요법을 추천하신 분들

인생의 동반자 기준성 선생

진순신(陳舜臣, 일본 유명작가)

기준성 선생은 조국의 자유와 민주화를 위해 싸우다가 군사정권에게 오랜 기간 자유를 구속당했으나 불굴의 정신으로 여러 번 사지(死地)에서도 꿋꿋하게 오늘까지 살아오신 분이다.

자유를 되찾은 후 처음으로 해외여행을 한 곳이 일본이었는데, 이는 선생에게는 사뭇 감회 깊은 일이었을 것이다. 기 선생의 첫 해외 나들이 때 나는 처음으로 선생과 알게 되었다.

그때부터 나는 선생을 인생을 함께 가는 벗으로 또는 스승으로 존경하면서 지금에 이르렀다. 내가 한국에 갔을 때 기 선생의 건강교실에서 부항 시술을 받은 것은 잊을 수 없는 추억으로 남는다.

몇 년이 지난 후에 나는 재활을 겸해서 하와이에 갔는데 그때 거기서 뜻밖에 기 선생과 다시 만났다. 이는 마치 지옥에서 부처님을 만난 듯 이루 형언할 수 없는 기쁨이었다.

뇌출혈 후유증을 치료하기 위한 하와이 요양이었는데 무엇과도 바꿀 수 없는 수확이 기 선생과 재회한 것이었다. 거기서 부항 시술을 다시 받았는데 무엇보다도 상봉의 기쁨이 컸고 그 감동이 후유증 치유에도 연결되었다.

서양의학의 치료 한계를 아는 사람들에게는 마음의 감동이 건강회복의 큰 힘이 되는 정신의 불가사의한 작용을 그저 불가사의라고만 할 수 없는 엄연한 사실로 나는 몸소 체험한 것이다.

선생이 더욱더 건강하셔서 앞으로도 병고에 신음하는 많은 분들의 마음의 문을 열게 하고 희망의 등불이 되어주기를 마음으로 기도한다.

불치병 근위축증에 효과를 보았다

나카무라(Michael S. Nakamura, 전 하와이 호놀룰루 경찰국장)

경찰국장 재직 중에 근위축증으로 휠체어 신세를 지면서 인생의 희망을 잃고 있을 때였다. 아버지도 이 병으로 세상을 떠났고, 그리스의 선박왕 오나시스도 이 병 때문에 온갖 치료를 다 받았으나 못 고치고 결국 죽은 것으로 아는데, 한 번 걸리면 현대의학으로는 치료가 안 되는 병이다.

한국에서 온 기 선생을 만난 것이 기적의 실마리를 찾는 계기가 되었다. 동양의 신비한 물리요법인 동의부항으로 한 달 동안 치료받고 현저히 호전되었다.

기 선생은 나에게 부항요법을 하면서 육식이나 가공식을 전혀 하지 말고 자연식을 하여 체중을 10kg 줄이라고 했다. 절제 있는 수도승과 같은 생활을 통해서 자신의 인생을 철저히 바꾸라는 것이다. 지금 체중이 5kg 줄었는데 굳어진 근육이 차츰 유연해지고 이렇게 노력하면 언젠가는 완치도 가능하리라는 희망에 부풀어 있다.

전 서울대 법대 학장 박병호 박사의 신기한 체험

박병호 박사(서울대학교 명예교수, 학술원 회원)

1981년 가을경부터 평소 과로가 겹친 끝에 간이 좀 나빠진 것으로 자각하고 있었는데, 1982년 3월 병원 검사 결과 역시 만성 활동성 간염이라는 진단을 받았다. 그때부터 병원 지시대로 약을 먹고 식이요법을 했으나 별다른 차도가 없었다.

그러던 중에 우연히 동의부항을 알게 되어 즉시 구입하여 그로부터 3개월 동안 쉬지 않고 하루 걸러 부항 시술을 열심히 하였다. 그러자 정상상태로 회복되고 처음 그렇게 심하게 나오던 색소반응도 나타나지 않았다.

부항에 대해서는 어느 정도 알고 있었지만 동의부항은 옛날 부항과 비교되지 않을 정도로 편리하고 효과가 놀라운 그야말로 획기적인 것이었다.

그 후로 나는 피로해소와 건강증진을 위해 한 달에 한 번씩은 꼭 시술한다. 특히 가족 중에 여자 천식 환자가 두 사람 있어 환절기 때마다 발작이 일어나면 고생이 몹시 심하여 안타깝게 여기고 있었는데, 동의부항으로 치료했더니 2개월 만에 호전되어 한 사람은 완쾌했고, 또 한 사람도 겨울철에 주로 시술했더니 이제는 완쾌 단계에 이르렀다.

나와 우리 가족에게 동의부항은 없어서는 안 될 만병통치의 신기(神器)로 여겨질 만큼 신앙과 심정을 갖고 있다.

내 나이 60세가 가까워지면서 고혈압 경고를 받았는데 그것도 동의부항으로 간단히 치유되었고, 감기증세나 위장장애 같은 것도 2, 3일 안에 낫는가 하면 타박상으로 인한 근육파열, 요통도 일주일 만에 완쾌되었다. 요즈음 견비통에 시술했더니 바로 나았다. 그밖에도 다리를 삔 경우나 불면증에도 신속한 효과를 보았다.

항간에는 침을 놓은 다음 부항으로 피를 뽑는 치료법도 있다고 들었는데 나 자신은 자연적이 아닌 것은 관심을 두지 않는다. 네거티브 요법은 말 그대로 몸에 상처를 내지 않는 자연적인 방법으로, 환부에 음압(陰壓)충격만을 주어 전신적인 정혈작용을 하는 이 방법이야말로 우리 일상생활에서 자연식과 함께 곁들인다면 아마 못 고칠 병이 없을 것 같고 바로 그렇게 꾸준히만 실천한다면 누구나 무병장수할 수 있으리라 굳게 믿고 있다.

나나 내 가족만이 아니라 주위 사람이나 직장 동료에게도 권하고 시술해보니 모두 효과를 보고 신기한 경험에 찬탄해 마지 않았다. 이런 일은 조금도 과장이 아닌 내가 겪은 사실 그대로다.

이러한 방법을 오랫동안 연구하여 네거티브 요법을 창안하고 동의부항을 개발한 기준성 선생께 언제나 고마움을 느끼고 있다.

그것 참!
사람 홀리는 희한한 기구

김홍신(《인간시장》 작가)

잔병치레 많으신 어머니가 시골에서 올라오셨는데 전과 달리 무척 건강해보였고 계단을 오르며 가쁘게 숨 쉬는 것도 사라져 이게 웬일인가 싶었다.

"참 신기하더라. 속는 셈치고 부항을 떠봤더니 글쎄 아픈 데가 없어지고 몸이 가뿐해지더니 그렇게 고생하던 천식이며 해수가 싹 가시더라니까."

충청도 양반이라 허세가 없던 어머니도 이번만은 사정이 달랐다. 당신 몸이 그리 개선되고 나니 서울서 죽치고 고생하는 외자식 놈의 부실한 몸이 걱정이어서 득달같이 부항기 한 세트를 사다가 등짝이고 앞가슴이고 가리지 않고 막 붙여댔다. 처음엔 좀 뻐근했고 마치 전근대적으로 사는 기분이었지만 요즘은 자청하여 부항기를 붙이게 되었고, 가뿐해진 몸으로 어디 가면 부항 붙이는 자랑까지 하게 되었다.

어쨌거나 우리 선조들의 지혜가 현대과학보다 낫다는 생각에 가슴 뿌듯하고 사람은 좀 어눌하고 전근대적으로 살아가는 맛이 있어야 한다는 생각도 든다.

동의부항, 그것 참! 사람 홀리는 기구였다.

자연치유 능력을 일깨워 준 부항요법

남상도 목사(한마음공동체 설립자)

15년 전 요로결석으로 수술을 했다. 그 수술자리가 지금도 10cm가량 왼쪽 배 아래에 남아 있다.

7년 전 또다시 요로결석으로 새벽부터 통증에 시달렸다. 물을 많이 마시면 빠져나갈 수도 있다는 이야기를 듣고 지리산 칠선계곡으로 들어가 3일 동안 심한 고통 속에서 물만 마시면서 돌을 빼낸 적도 있다.

금년 1월 새벽 또다시 고통이 시작되었다. 많은 방법을 동원했지만 해결되지 않던 차에 기준성 선생님의 부항요법을 적용해 보았는데 놀라운 일이 일어났다. 부항을 뜬 지 20분 후에 통증이 가라앉기 시작했고 통증이 있던 자리에 큰 물집이 생겨났다. 우연의 일치인가? 정말 치유 능력인가? 3일 후 아랫부분에 통증이 약간 있어서 또 부항을 떴는데, 20분 후에 통증이 가라앉았고 역시 그 자리에 커다란 물집이 생겼다.

그 이후 지금까지 통증 없이 요로결석이 치유되었다. 부항의 힘을 확인한 후 여러 가지로 부항의 능력을 체험하게 되었다.

기준성 선생님이 일러주신 부항요법은 나에게 자연치유의 대단한 능력을 더더욱 확신하게 해주었다. 내가 경험한 기준성 선생님의 부항요법이 많은 사람에게 도움이 되기를 진심으로 기원한다.

그 외 추천하신 분들의 체험

홍문화(약학박사, 서울대 명예교수)

동양 전래의 부항을 현대화한 네거티브 요법은 성인병 치료에 매우 효과적인 자연요법으로 나도 동의부항을 애용한다.

이용주(의학박사, 내과 전문의)

국민 건강 향상에 기여할 수 있는 가치 있는 민간요법, 동의부항은 성인병 치료에 매우 효과가 있었다.

노정우(한의학박사, 전 경희대 교수)

동의부항기 개발은 세계에 자랑할 만한 민족의학의 알찬 수확이자 널리 권장할 만한 가정요법이다.

이주연(한의학박사, 갑자한의원장)

동의부항은 매우 효과가 있는 정혈요법 기구로, 특히 간염 치료에 탁효가 있다. 이 요법으로 몸을 깨끗이 보링한 다음에 약을 쓰면 약효는 배가된다.

최용태(경희대 교수, 전 한의대학장)

양압이 미치지 못할 때는 음압 충격이 매우 효과적인 방법인데, 부항 네거티브 요법은 민간요법뿐만 아니라 한방 치료에도 크게 도움이 된다.

홍윤명(공학박사, 연세대 명예교수, 전 부총장)

부항 네거티브 요법은 나의 유일한 양생법이다. 동의부항으로 몸을 깨끗이 보링하는 효과가 있고, 고혈압에 특효가 있다.

신현대(한의학박사, 경희대 교수, 전 한방병원장)

동의부항기로 본원에서 임상시험한 결과 탁효가 있음을 입증했다. 물리적인 정혈작용에 의한 각종 염증성 질환과 근육통, 신경통, 관절통 등에 신속한 효과가 있고, 피로해소는 누구에게나 공통적으로 효과가 있었다.

이상헌(카운슬러, 방송작가)

부항 네거티브 요법은 마술과도 같은 힘이 있다. 동의부항으로 20년 넘은 위장병이 5일 만에 좋아지고, 단 한 번에 폐렴이 낫는 기적 같은 일을 체험했다.

원경선(풀무원 원장, 정농회 부회장)

부항 네거티브 요법은 풀무원에서도 적극 권장한다. 동의부항으로 요통, 근육통, 신경통, 피로가 거짓말처럼 해소된다.

안장현(시인, 한글문학회 회장)

처음에는 고혈압과 신경통 때문에 동의부항을 구입했는데, 그 후 뜻밖에 장암으로 판명되어 수술 후에 부항 네거티브 요법을 집에서 철저히 실천한 결과 지금은 기적적으로 완치되어 주변의 친지들에게 적극 권장한다.

이희순(가정주부)

고혈압으로 약만 먹다가 우연히 기준성 회장님을 알게 되어 부항 네거티브 요법을 집에서 한 달간 계속했더니 체중이 4kg 이나 줄고 혈압이 정상으로 되었다.

그런데 그보다 신기한 일은 내가 51세에 폐경이 된 지 4년이 지나 이제는 황혼기를 맞는구나 했는데 부항을 시작한 후로 다시 생리가 열리게 되어 뜻하지 않은 봄을 다시 찾게 된 일이다.

아마 혈액순환이 잘되니 내분비가 활발해져서 막혔던 통로가 다시 뚫린 덕이 아닌가 한다. 너무나도 뜻밖의 일에 처음에는 좀 부끄러운 생각이 들었지만 이 사실을 널리 알리고 싶은 마음에 주변에서 병고에 신음하는 분을 만나면 부항을 권했더니 체험한 사람은 모두 효과를 본다고 고마워한다.

부록 《월간 마크로비오틱》에 게재된 기준성 회장 기사

CI 通信

신체는 낫게끔 만들어져 있다!

한국 부항 창안자 기준성 선생에게 배운다

'치료법' 강좌 – 부항 건강법으로 건강해지자 – 리포트

韓国からプハンの創案者が来日！
滅多にないチャンスなので、お見逃し無く！

身体は治るように出来ている！
韓国プハン創案者／奇先生に学ぶ
"癒し方" 講座 ～引き算健康法で、健康になろう！～

日　時：12月26日（火）14：30～17：30
会　場：日本CI協会 2階セミナールーム
参加費：3,500円（税込み）要予約
持ち物：バスタオル1枚。浴用タオル1枚。
服装は前あきのシャツやカーディガンが便利です。

※あらかじめ電話でご予約のうえ下記郵便振替口座に参加費をご入金ください
※ご入金後の返金には応じかねますのであらかじめご了承下さい
［00100−3−194125］加入者名：日本CI協会

お申し込み・お問い合わせ
日本CI協会
電話：03-3469-7631
FAX：03-3469-7635

부항 창안자인 기준성 선생님의 강좌가 있었습니다. 강좌에 앞서 선생님과 이야기할 기회가 있었습니다. 선생님은 일본어에 능숙해서 《월간 마크로비오틱(Macrobiotique)》을 구독하고 계십니다(해외회원입니다). 우리 협회에 대해서도 잘 알고 계셔서 이야기하는 중에 마크로비오틱이라는 단어가 빈번하게 나왔습니다. "마크로비오틱과 부항을 하면 대부분의 병은 고칠 수 있어요"라고 말씀하셨습니다. 이번 회에는 작년 12월 26일에 실시한 특별 세미나 내용을 기고합니다.

내가 한국의 부항을 세계에 널리 알리고 싶어 회사를 만든 것은 8년 전에 기 선생님과 만난 덕분입니다. 모처럼 일본에 오시면 어떻겠냐고 기 선생님께 부탁드려 특별히 강좌를 열게 되었습니다(Depol 사장 모치스키).

강좌 1

감옥에서 깨달은 것

기 선생님은 시종일관 온화하고 부드러운 미소를 띠고 계셨습니다. 강좌에 참가한 분들은 기 선생님의 그런 멋진 미소를 보는 것만으로도 아픈 것이 다 나은 것 같다고 했습니다.

강좌는 현재 82세인 기 선생님의 인생 이야기로 시작했습니다. 기 선생님의 인생은 우리 상상을 뛰어넘는 고난의 연속으로, 투옥, 고문, 그리고 정치범으로서 사형선고를 받거나 30년에 달하는 감시와 도망으로 점철되었습니다.

전쟁 전에는 항일운동, 전쟁 후에는 자유민주화운동에 몸을 던져 몇 번이나 투옥되어 통산 11년여를 옥중의 독방에서 지냈다고 합니다. 깊은 고독에 시달리던 독방 안에서 선생님은 생쥐와 대화하는 것으로 마음 깊이 위안을 받았다고 합니다.

"어느 날 밤, 무슨 소리가 들리기에 마룻바닥의 구멍으로 들여

다봤더니 작은 쥐가 와 있더군요. 살아 있는 생명과 만난 것이 정말로 기뻐서 그 뒤로는 생쥐의 방문을 기다리다 지치기도 하고, 변변치 않은 감옥의 식사를 남겨서 나눠주기도 했어요. 살아서 움직이는 그 작은 생명이 정말로 눈부시고 사랑스러워서 '생쥐야, 너는 자유의 몸이 되어 자손을 많이 늘리렴' 하고 말을 걸기도 했지요."

또 어느 때는 새가 물어왔는지 독방의 창가에 수박씨가 싹을 틔우고 있었습니다.

"누구도 돌봐주지 않는데도 어느덧 꽃이 피고, 벌이 와서 수분을 하고, 열매를 키워가는 드라마를 질리지 않고 바라봤어요. 생명의 경이, 모든 생명은 서로 연결되어 있다는 경외감이 가슴을 치는데, 마치 나를 위해 우주에서 보낸 메시지를 받은 듯했

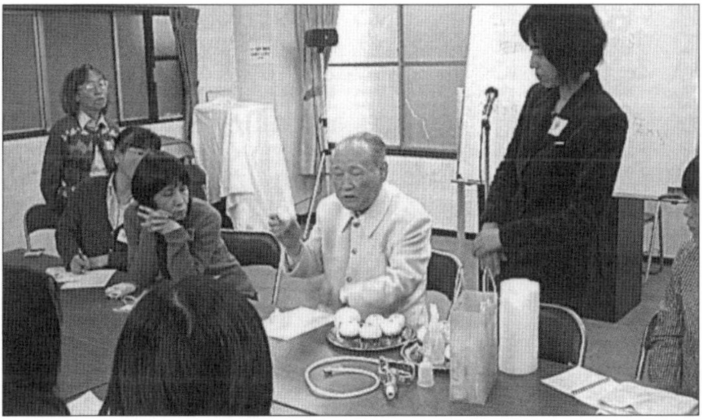

부항을 손에 들고 설명하는 선생님

습니다.”

생명이 있는 것은 생명의 연결 속에서 살 수밖에 없습니다. 독방이라는 극한적인 환경이었기 때문에 더욱 깨달음을 얻을 수 있었겠지요.

강좌 2

한국에서의 건강지도의 실제

기 선생님은 석방된 후 생명에 원래 갖춰져 있는 생명의 힘을 활성화해서 세계를 평화롭게 하기 위해 부항을 보급하기 시작한 지 30여 년이 넘었습니다. 또한 식양(食養, 마크로비오틱), 부항을 비롯한 자연요법을 실행하고 있습니다.

“현대의 병은 전부라고 해도 좋을 정도로 과식, 과로, 과보호, 환경오염 등 무언가를 더한 것에 의해 발생합니다.”

오늘날 현대인은 체내에 산소가 줄어드는 생활을 하고 있습니다. 산소가 줄어들면 신체가 차가워집니다. 그러면 차가워진 곳이 암에 걸립니다. 그것을 개설하면 병이 자연퇴축됩니다.

강좌 3

실연과 지도

기 선생님은 '착화식 부항'을 사용합니다. 수동형이라도 효과에 차이는 없지만 착화식으로 하면 신체가 따뜻해진다고 합니다.

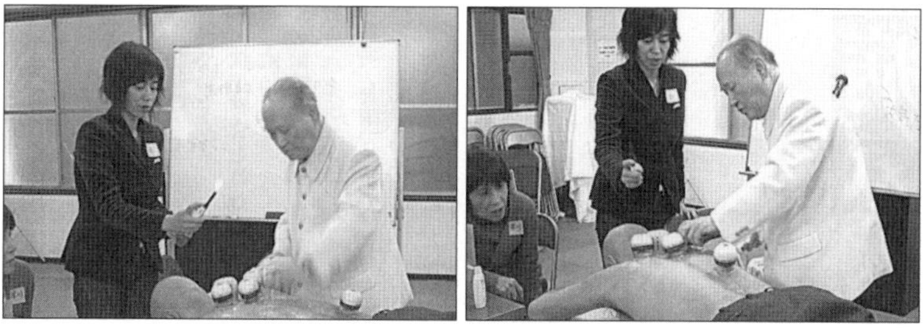

착화식 부항 실연

마지막으로 기 선생님의 메시지를 전하겠습니다.

"부항은 인간이 태어날 때 본래 갖고 있는 자연치유력을 최대한 끌어낼 수 있게 합니다. 그렇게 되면 인간으로서 좋은 마음이 생기고, 그것은 곧 세계평화로 이어질 것입니다."

◀ 참고문헌 ▶

- 사람의 먹거리 _기준성(정신세계사)
- 병원 가지 않고 고치는 암 자연요법 _기준성(중앙생활사)
- 암도 낫는다 _기준성(중앙생활사)
- 장수만세 _기준성(행림출판사)
- 만성병을 근치하는 자연식 _기준성(행림출판사)
- 자연치유 _앤드류 와일 저, 기준성 감수(정신세계사)
- 자연식 합시다 _기준성(조선일보 연재)
- 血球의 起源 _森下敬一(일본 원서)
- 암에 걸리지 않는다 선언 _船瀨俊介(일본 원서)
- 먹거리 食民地 _船瀨俊介(일본 원서)
- 암과 싸우지 마라 _곤도 마코토(동아일보사출판국)
- 免疫學 入門 _安保徹(일본 원서)
- 우리가 몰랐던 냉기제거 반신욕 건강백서 _신도 요시하루(중앙생활사)
- 우리가 몰랐던 야채수프의 놀라운 기적 _다테이시 가즈(중앙생활사)
- 암을 이기는 면역요법 _아보 도오루(중앙생활사)
- 암이 내게 행복을 주었다 _가와다케 후미오(정신세계사)

• 自然醫學 _月刊 雜誌(일본 원서)

• 항암제로 살해당하다(전3권) 시리즈 _후나세 슌스케(중앙생활사)

• 자연의학의 기초 _모리시타 게이이치(태웅출판사)

• 면역혁명 _安保撤(일본 원서)

• 아보 도오루 체온면역력 _아보 도오루(중앙생활사)

• 月刊 Macrobiotique _日本CI協會(일본 원서)

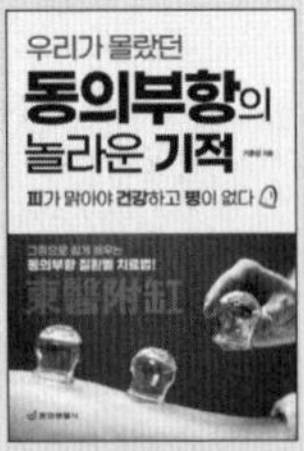

우리가 몰랐던 **동의부항의 놀라운 기적**

초판 1쇄 발행 | 2022년 1월 20일
초판 2쇄 발행 | 2023년 9월 10일

지은이 | 기준성(JunSung Kee)
펴낸이 | 최점옥(JeomOg Choi)
펴낸곳 | 중앙생활사(Joongang Life Publishing Co.)

대　표 | 김용주
편　집 | 한옥수 · 백재운 · 용한솔
디자인 | 박근영
인터넷 | 김회승

출력 | 삼신문화　종이 | 한솔PNS　인쇄 | 삼신문화　제본 | 은정제책사

잘못된 책은 구입한 서점에서 교환해드립니다.
가격은 표지 뒷면에 있습니다.

ISBN 978-89-6141-281-0(03510)

등록 | 1999년 1월 16일 제2-2730호
주소 | ㉾ 04590 서울시 중구 다산로20길 5(신당4동 340-128) 중앙빌딩
전화 | (02)2253-4463(代)　팩스 | (02)2253-7988
홈페이지 | www.japub.co.kr　블로그 | http://blog.naver.com/japub
네이버 스마트스토어 | https://smartstore.naver.com/jaub　이메일 | japub@naver.com
♣ 중앙생활사는 중앙경제평론사 · 중앙에듀북스와 자매회사입니다.

※이 책은 《누구나 쉽게 하는 동의부항 건강법》을 독자들의 요구에 맞춰 새롭게 출간하였습니다.